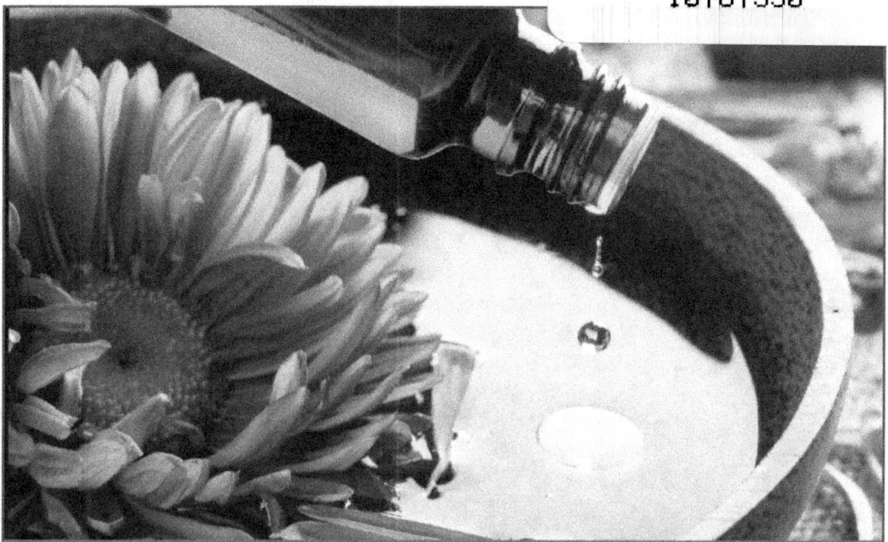

CURANDO CORPO E MENTE

AROMATERAPIA

Base dos Óleos Essenciais

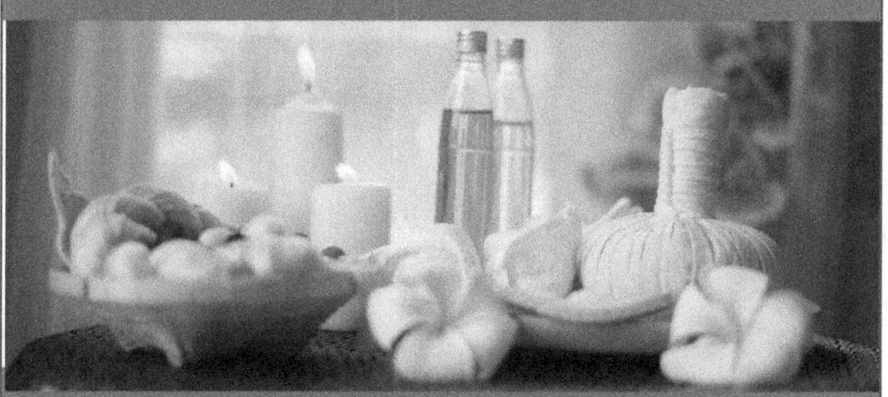

ALEXSANDRO FERNANDES DE OLIVEIRA

AROMATERAPIA

Base do Óleos Essenciais

SUMÁRIO

A aromaterapia tem sido considerada ao longo do século como um remédio que acalma o corpo e a mente. Diz-se que os remédios aliviam os sintomas de uma variedade de doenças.

Além disso, afirma-se que os remédios aliviam o estresse, a ansiedade, a tensão nervosa e os sintomas relacionados. Muitas pessoas usaram a aromaterapia, incluindo os nativos franceses, egípcios, alemães, brasileiros, europeus, indianos, canadenses, americanos, pessoas nas terras do Mediterrâneo e assim por diante.

Os óleos incluem os óleos perfumados e essenciais. Online você pode encontrar uma variedade de óleos, incluindo manjericão, cedro, semente de aipo, semente de cenoura, óleos de bluegrass africano, bergamota, broto de cravo e óleos de folha e assim por diante.

Cada um dos óleos tem seu propósito de curar o corpo e a mente. Antes de usar os óleos, certifique-se de ler todas as instruções disponíveis antes de usar.

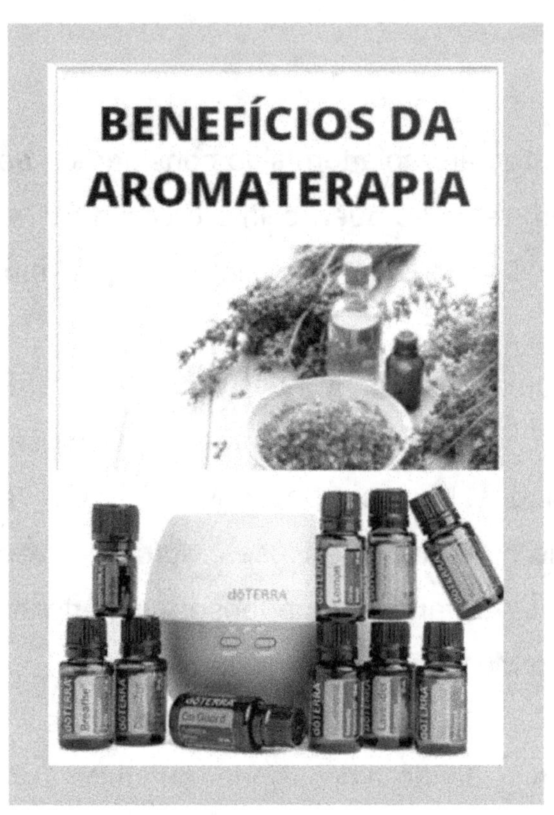

Kit Para O Lar doTERRA com 10 Óleos Essenciais +

Difusor   LINK >>>https://amzn.to/33Wkceg

1. SOBRE AROMATERAPIA

Breve história:

A aromaterapia veio da França , onde um francês queimou o braço, mergulhou-o em óleo de lavanda e concluiu pelos resultados que os óleos essenciais e os óleos perfumados curam.

O resultado entregue cessou a queima, assim como não havia cicatrizes aparentes em seu braço. Óleos essenciais e óleos perfumados são óleos de aromaterapia, que vêm de plantas vivas. As exceções incluem os óleos provenientes de borboletas rabo de andorinha.

A intenção dos óleos é curar o corpo e a mente relaxando a alma do estresse. Poucos tipos de óleos têm a intenção de produzir um clima romântico. Porém, de acordo com relatos, a melhor alternativa para o uso da aromaterapia vem massageando os óleos na carne.

Conversei com uma massagista que afirma que muitos de seus clientes reclamavam, pois os óleos os deixavam sonolentos ou os faziam dormir. Consequentemente, os óleos devem trabalhar para relaxar o corpo e a mente; caso contrário, a pessoa não sentiria sonolência ou dormiria quando os óleos estivessem queimando. A massagista também mencionou que os óleos verdes tendem a relaxar o corpo e a mente, mais do que outros cheiros. Agora, se isso é verdade ou não, depende da pessoa e de seu nível de estresse.

Quanto à aromaterapia, criando um clima romântico, o fato é que, ao longo dos anos, jantares à luz de velas, áreas à luz de velas, etc. criaram um clima romântico para muitos.

Portanto, podemos supor que a aromaterapia também pode criar um clima romântico. Os óleos românticos incluem Jasmim. Ainda assim, uma seleção de óleos de aromaterapia pode funcionar como um estimulante romântico.

Entenda que os óleos românticos de aromaterapia são óleos essenciais. Os óleos funcionam para criar sincronização com o espírito, a mente e o corpo. Diz-se que os óleos elevam o humor por meio dos sentimentos, produzindo efeitos de relaxamento.

Diz-se que os afetos aumentam o bem-estar, a confiança e a abertura. Segundo estudos, poucas pessoas que usam óleos essenciais experimentam um efeito hormonal, o que aumenta o desejo da sexualidade.

Os óleos disponíveis para promover o romance são os óleos de Patchouli, YLANG YLANG, Sândalo, Jasmim, etc. Diz-se que os óleos proporcionam uma forte sensação de excitação. Os óleos atuam enviando odores que estimulam o humor e a mente, o que por sua vez produz uma sensação excitante, bem como um anseio despertador.

Os óleos de aromaterapia com ingredientes afrodisíacos também despertam o romantismo. YLANG, óleos de limão, patchouli, jacarandá, eucalipto, gerânio e alecrim são alguns dos óleos de aromaterapia que contêm afrodisíaco. Os óleos Afrodisíacos Sensuais são óleos que produzem um clima romântico.

Como escolho óleos para massagear?

Os óleos destilados, feitos a partir de baixas temperaturas e pressões, além dos óleos 100% naturais de grau A, são ideais para massagens românticas.

De acordo com as avaliações, no entanto, você deve diluir os óleos no óleo do portador.

Diz-se que os óleos veiculares afetam a pele, o que produz relaxamento. Óleos adicionais incluem os óleos de romance. Os óleos contêm madeira de cedro, botões de cravo, folhas de canela, sálvia, laranja e camomila.

Os óleos de ioimba, que incluem as combinações, aumentam as capacidades eréteis, a libido e os impulsos sexuais.

Como escolho os tipos de óleos para as diferentes ocasiões?

Você deve aprender mais sobre os aromas e óleos essenciais para fazer sua escolha. Os óleos de lavanda trabalham para equilibrar, elucidar, acalmar e regularizar o corpo e a mente.

Os óleos de eucalipto trabalham para purificar, resfriar, equilibrar e revitalizar o corpo e a mente. Os óleos de hortelã-pimenta revigoram, refrescam, esfriam e promovem a energia, enquanto o alecrim revitaliza, aquece e clarifica o corpo e a mente.

Os óleos de Laranja Doce elevam o corpo e a mente, além de produzir uma sensação alegre e estimulante. O Geranium levanta, equilibra, estabiliza e relaxa o corpo e a mente. Os óleos de bergamota melhoram seu humor, normalizam sua mente e aumentam sua confiança.

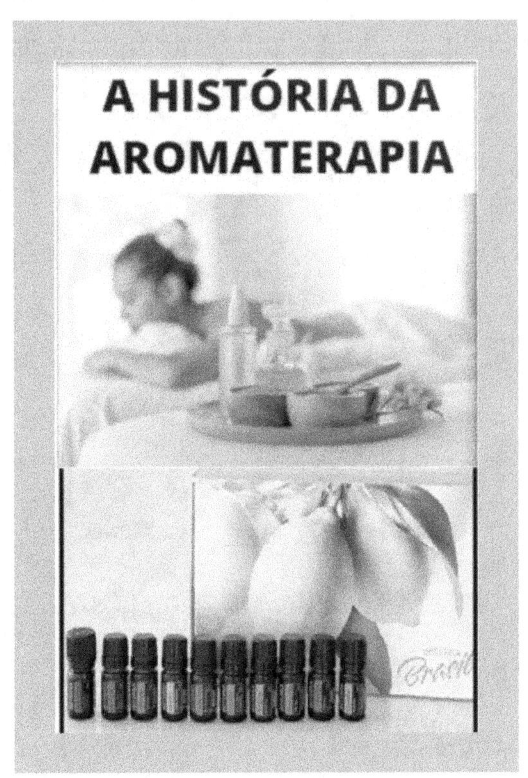

Kit Brasil Living DōTerra 10 principais óleos essenciais

LINK >>> https://amzn.to/3j2IJTg

2. AROMATERAPIA EXTRAÍDA PARA CURAR

A aromaterapia funciona para curar a mente e o corpo. As ervas naturais, óleos, fragrâncias, etc. ajudam na cura de uma ampla gama de doenças.

No máximo, a aromaterapia reduz os sintomas irritantes, bem como a negatividade emocional. A aromaterapia é usada para curar a mente, aliviando o estresse.

Ao longo do século, a aromaterapia tem sido usada por uma ampla seleção de profissionais e indivíduos. Nativos da Índia , egípcios, alemães, franceses, europeus, brasileiros, etc., todos usaram e ainda usam óleos de aromaterapia.

Após estudos, pesquisas em andamento, etc, os óleos comprovaram auxiliar na promoção da saúde. Na verdade, os médicos usam a aromaterapia no tratamento médico. No mercado existe uma variedade de óleos essenciais e perfumados com aromaterapia.

Os óleos incluem asafoetida, cajuput, semente de aipo, jasmim, semente de groselha preta, semente de cenoura, bergamota, manjericão e assim por diante. Absinto, Ajowan, Bluegrass Africano, Anis Star, Anethi, Australian Balm Mint

Bush, Arborvitae Wild são uma variedade de outros óleos disponíveis no mercado.

O nome australiano Balm Latin é Prostandthera Melissifolia. A planta florida foi extraída por processo de vapor. A origem dos óleos é a Austrália , cujas flores têm o formato de um sino roxo. Os óleos são amarelo claro depois de extraídos e funcionam como um agente antibacteriano.

Os óleos também funcionam como agentes antifúngicos. Australian Balm ajudará a reduzir cólicas, dores de cabeça e resfriados.

O óleo de aroma médio se mistura com hortelã-pimenta, lavanda, capim-limão, hortelã e citronela. Os óleos não são tóxicos e também são usados como ingrediente culinário.

Ajowan é um óleo essencial, cujo nome latino é Trachyspermum Copticum. As ervas foram extraídas por meio de um processo de destilação a vapor. A origem do ajowan começa na Índia . Ajowan produz óleos castanhos claros e amarelados.

Os óleos são essenciais para estimular e são usados como agentes anti-espasmódicos. Além disso, ajowan tem agentes microbianos e propriedades que ajudam a combater os sintomas da cólica. O cheiro forte se mistura com salva, tomilho e salsa.

Ajowan às vezes é chamado de Bispo Weed. Os óleos são originários da Índia , mas são amplamente usados no Egito , Irã , Afeganistão e Paquistão . Você deve diluir os óleos antes de aplicá-los na pele, caso contrário, pode causar irritação. Se você está grávida, é recomendado que você não use os óleos.

A estrela de anis em latim é chamada Illicium Verum. Os óleos são extraídos por destilação a vapor e vêm de sementes de plantas. Além disso, a estrela de anis é originária da China , mas tem um uso bem conhecido em vários países.

O anis é uma planta que produz sementes com sabor de alcaçuz. As plantas mediterrâneas são usadas em medicamentos e para dar sabor a bebidas e alimentos.

O nome latino é Pimpinella Anisum. Os óleos são límpidos ou amarelos claros. Além disso, os óleos são usados no tratamento de cólicas, reumatismo e em xaropes para tosse, além de pastilhas.

Os óleos leves e perfumados se misturam com laranja, lavanda, pinho, cravo, canela e pau-rosa. O óleo é usado em vários países, bem como purificador de hálito e ajuda a limpar o sistema digestivo.

O Arborvitae Wild é um óleo essencial cujo nome botânico é Thuja OCCIDENTALIS. A extração da agulha e dos galhos das plantas ocorreu por meio de um processo de destilação a vapor. A origem dessas plantas é o Canadá . Arborvitae Wild é uma árvore de conferência semelhante à família dos ciprestes. As folhas planas se encaixam bem, as folhas lembram escamas.

Os óleos são amarelos claros, onde o óleo é utilizado como agente anti-reumático, solução antiinfecciosa, auxiliar anti-alérgico, etc. O óleo também é utilizado como repelente de insetos.

Além disso, você pode usar este óleo como um agente antiinflamatório, para tratar a hera venenosa, como um agente antimicrobiano, etc. Os óleos perfumados fortes misturam-se com casca de canela, doce de bétula, eucalipto, cedro, cajuput e óleos de cássia .

Arborvitae Wild é considerado o óleo das árvores da vida. Os óleos foram usados para afastar raios. Os óleos

Arborvitae Wild devem ser usados conforme as instruções. Agora podemos aprender como usar a aromaterapia.

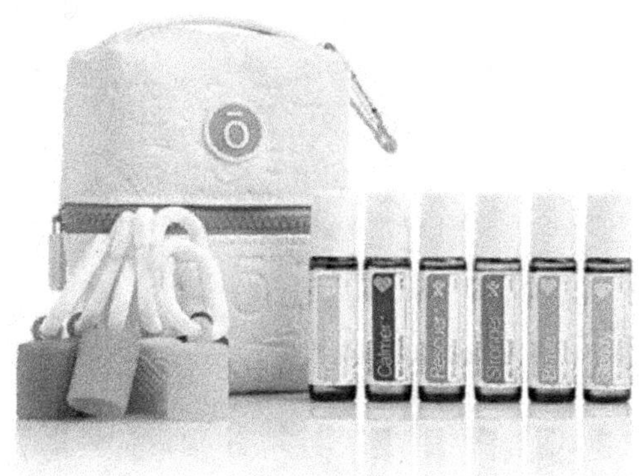

Kit doTERRA Com 6 óleos Roll On 10ml original

LINK >>>> https://amzn.to/3k0BH2H

3. COMO USAR A AROMATERAPIA

Embora a aromaterapia seja composta de ingredientes naturais, é inteligente usar os remédios conforme recomendado. Alguns dos óleos essenciais podem causar náuseas, vômitos, irritação na pele, etc.

Como temos vários artigos disponíveis que discutem os óleos de aromaterapia e como eles funcionam, pensei que poderíamos mudar e aprender como usar a aromaterapia. O absinto é um dos óleos essenciais disponíveis.

Como usar o absinto:

Você deve usar óleos de absinto conforme as instruções. Os óleos incluem precauções, que recomendam que você não use absinto em tratamentos de aromaterapia.

Os óleos possuem agentes que atuam contra a aromaterapia, como neurotoxina, tujona, etc.

O absinto é um óleo verde escuro, comumente usado para tratar a anorexia. Da mesma forma, o óleo é usado para estimular o sistema digestivo, enquanto promove a menstruação. Além disso, o óleo é usado para reduzir a febre, além de remover vermes.

Os cheiros fortes não se misturam com outros óleos neste momento. O principal uso do absinto era eliminar as tênias. Uma última palavra de cautela sobre o absinto é que as pessoas ao longo dos anos descobriram que ele poderia ser usado como uma droga para ficar chapado.

Bluegrass africano é um óleo essencial. Os óleos podem causar irritação na pele. Você também deve evitar o uso de óleos ao redor dos olhos. African Bluegrass é usado como um adstringente, agente antifúngico, agente antiviral e é preparado e usado para acalmar os pés.

Os óleos de aroma médio ou forte mesclam-se com notas florais e cítricas.

A raiz da angélica é outro dos óleos essenciais, que as mulheres grávidas devem evitar. Os óleos não são tóxicos; no entanto, é recomendável evitar o uso de óleos à luz do sol.

O óleo é comumente usado no tratamento de gotículas, artrite, desconforto nas articulações, pele congestionada, tensão nervosa, enxaquecas, bronquite, fadiga, retenção de líquidos, tosse, distúrbios de estresse e assim por diante.

Os aromas fortes se misturam com sândalo, cedro, Olibanum e Guaiacwood.

Os óleos de artemísia de Armoise devem ser diluídos antes do uso, pois é um óleo tóxico. Os óleos incluem neurotoxinas e agentes arbort-ifacient. As mulheres grávidas devem evitar o uso deste óleo.

O óleo é usado como um antiespasmódico e para tratar os sintomas de cólica. Além disso, o óleo é usado para liberar vermes, reduzir os ácidos estomacais e assim por diante.

O óleo com forte aroma funciona com musgo de carvalho, patchuli, pinho, lavanda, alecrim, Clary Sage, sálvia, cedro e assim por diante. Você pode encontrar este óleo listado nas linhas de ervas criminosas também. A linha St. Johns também pode ter esse óleo listado.

A aromaterapia possui uma longa linha de óleos essenciais e perfumados. Ainda assim, cada óleo tem suas instruções, que você deve seguir para evitar danos. Os óleos destinam-se a aliviar a mente e o corpo, que alguns óleos estão tomando por via oral, enquanto outros não.

Os óleos essenciais de louro são comumente usados como anti-séptico, analgésico, antibiótico, adstringente, antineurálgico, inseticida, febrífugo, sedativo e assim por diante.

Os óleos são indicados para tratar resfriados, reumatismo, gripe, dores musculares, infecções de pele, infecções dentárias, diarréia, irregularidades de circulação, nevralgia e assim por diante. O

óleo de cheiro forte funciona com óleos de zimbro, cedro, gengibre, Ylang, gerânio, coentro, limão, eucalipto, lavanda, alecrim, rosa, tomilho e óleos com sabor de laranja.

Os óleos essenciais de louro são altamente concentrados com Eugenol, que pode irritar a carne, a membrana mucosa e assim por diante. Recomenda-se que os óleos sejam usados conforme recomendado e que as mulheres grávidas evitem usá-los.

Uma variedade de outros óleos de aromaterapia estão disponíveis, incluindo cardamomo, bergamota, cominho, óleos sem bergamota-bergaptene, Cananga, Folha de Betal, bétula em ambos os óleos de alcatrão e doce, cajuput, Cade, óleos de semente de groselha negra, raiz de Calamus, Buchu, sangue laranja, cabreúva, cânfora, cipreste azul australiano, manjericão e assim por diante. A aromaterapia inclui os óleos essenciais e perfumados.

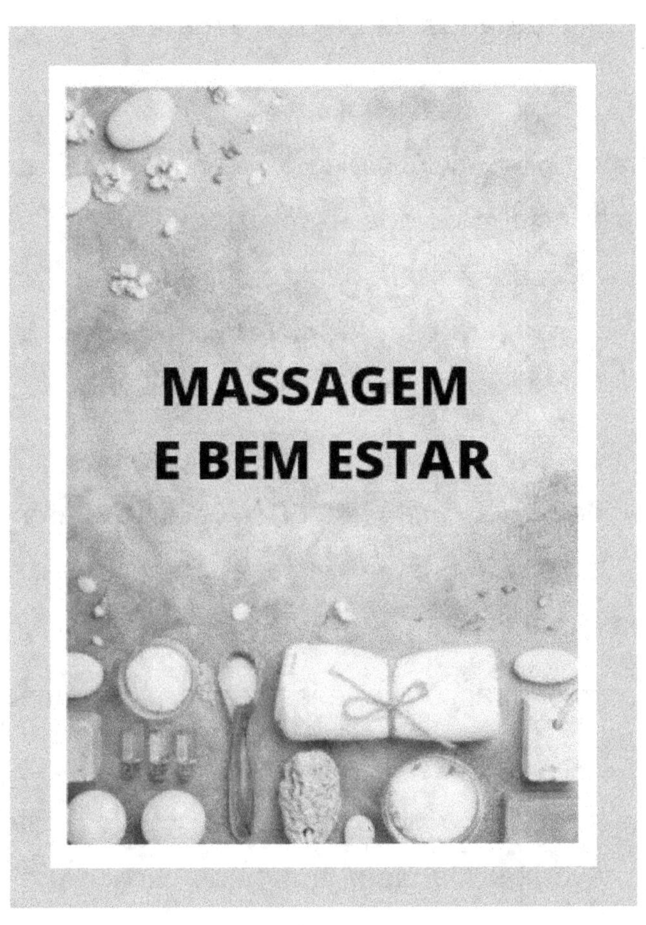
MASSAGEM
E BEM ESTAR

4. AROMATERAPIA E ÓLEOS ESSENCIAIS

Óleos perfumados de óleos e aromas

Aromaterapia inclui óleos perfumados. Também a aromaterapia inclui os óleos essenciais. Os óleos funcionam dissolvendo o estresse, enquanto as fragrâncias aromáticas relaxam o corpo e a mente. Aromaterapia é essencial e óleos naturais.

Os óleos terapêuticos permitem que você utilize suas fragrâncias de várias maneiras. Os óleos de aromaterapia acalmam o corpo, enquanto estragam os tecidos moles do corpo e relaxam a mente.

Como encontrar óleos essenciais e perfumados com aromaterapia?

Online você pode encontrar uma grande variedade de seus óleos favoritos. Os óleos e aromas eliminam o estresse do dia. A aromaterapia é a escolha que ajuda a relaxar. Além disso, você pode usar óleos de aromaterapia para criar um clima romântico.

Os óleos criam um sentimento de amor, que cada um de vocês experimenta. Em resumo, a aromaterapia proporcionará a você um momento relaxante em um ambiente romântico.

Os óleos também são úteis para decorar aquecedores ou névoas, uma vez que os óleos de aromaterapia enchem o ambiente com aromas naturais e frescos.

Óleos perfumados e essenciais criam um ambiente tranquilo. Óleos perfumados de aromaterapia também funcionam para melhorar o humor em seu ambiente doméstico.

Os óleos perfumados geram naturalmente um estado de espírito sensual e amoroso, bem como uma sensação de relaxamento.

Na verdade, muitos massagistas empregam aromaterapia combinada com reflexologia, massagens de manipulação e assim por diante.

Os óleos ajudam a relaxar o corpo e a mente, enquanto definem o humor.

Que óleos devo escolher para noites românticas?

SE você quiser definir o clima para você e seu parceiro, Jasmine é a aromaterapia definitiva. Jasmine inclui os óleos Queen, que são os óleos essenciais da aromaterapia. Os aromas perfumados irão definir o humor, produzindo um perfume luxuoso.

O perfume funciona para criar um vínculo de amor entre você e seu parceiro. O óleo de aromaterapia desinibido é irresistível e deixará você e seu parceiro de bom humor.

Os óleos de aromaterapia produzem aromas que envolvem seu ambiente. Os óleos perfumados irão agradar ao humor, à memória, ao apetite, ao corpo, à mente, etc.

Você quase certamente notou os anúncios, que o informavam sobre óleos exóticos, aromaterapêuticos, perfumados ou essenciais.

No entanto, na aromaterapia, os óleos são óleos naturais, que diferem de outros tipos de óleos. A aromaterapia vem em uma variedade de aromas, incluindo "Jasmim, Cedro, Lilás, Tuberosa e Mirra.

No entanto, você tem opções, já que pode comprar uma variedade de aromas naturais, como os fascinantes óleos naturais da floresta e aromas florais.

Os que se sentem alegres podem se beneficiar com o calor do óleo de figo. Os óleos vão mantê-lo no seu humor alegre. O calor dos óleos de figo inclui os aromas de laranja e canela.

Os aromas de aromaterapia definem o sentimento ou humor natural. Você apenas sente o cheiro dos óleos. Além disso, os óleos fornecerão soluções da nova era, já que você pode usar a aromaterapia como purificadores de ar.

Por que devo escolher Aromaterapia em vez de óleos comuns?

Os óleos comuns incorporam produtos químicos que afetam o corpo. Talvez você tenha problemas de sinusite ou problemas relacionados ao uso de óleos comuns.

Além disso, os óleos de aromaterapia definem o clima em um ambiente natural. Os óleos de aromaterapia produzem cheiros adocicados no ar. Ainda assim, os aromas não afetarão seus seios da face ou pele.

Além disso, você não precisará investir em produtos vendidos em lojas locais, pois os desodorizantes não naturais irão refrescar sua casa por um curto período de tempo.

Online você pode encontrar uma grande variedade de óleos de aromaterapia. Os óleos novamente incluem os óleos essenciais e óleos perfumados.

Certifique-se de entender a diferença, uma vez que cada aromaterapia ou óleos essenciais produzem um efeito diferente.

Por exemplo, poucos óleos são concebidos para despertar o romance, enquanto outros óleos são concebidos para melhorar o seu humor.

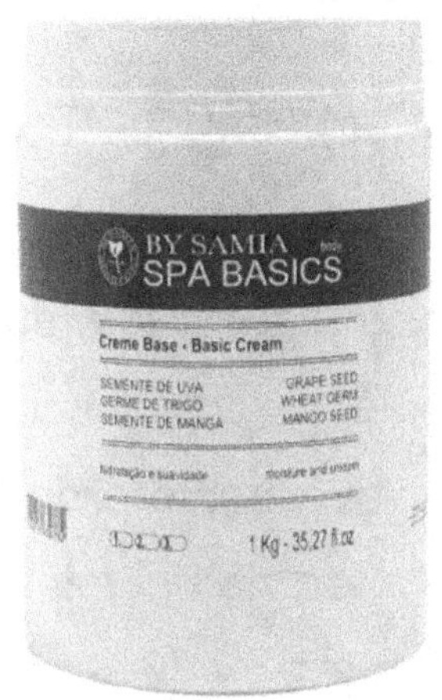

Excelente carreador natural para quem prefere o uso de cremes. Utilizado em massagens como alternativa ao óleo vegetal

Seu alto poder de deslize facilita a aplicação das manobras. Proporciona um toque aveludado, sem a sensação de pele gordurosa

LINK >>> https://amzn.to/35dL0q7

5. ÓLEOS PERFUMADOS

Perguntas do dia

Você provavelmente já leu muitos artigos relacionados a aromas e óleos essenciais, provenientes da aromaterapia. Provavelmente o que você não leu são artigos informando como os fornecedores decidem quais óleos comprar para revender.

Desde então, você pode não ter lido tais artigos, considere fornecedores. Por que ... porque a forma como os fornecedores decidem também pode ajudá-lo a decidir quais óleos de aromaterapia são adequados para você.]

Como os fornecedores decidem quais óleos perfumados e essenciais são os melhores para o marketing?

Os fornecedores normalmente consideram o sabor, o meio utilizado para a venda, as seleções direcionadas vendidas na sociedade, o propósito pretendido, o custo, etc. Idéia base:

Óleos perfumados e essenciais, como os óleos de aromaterapia, trabalham para dissipar o estresse diário. As fragrâncias trabalham para relaxar o corpo e a mente, o que fornece um auxílio na cura.

Óleos essenciais de aromaterapia e óleos perfumados são óleos orgânicos derivados de plantas vivas. Os óleos terapêuticos facilitam o aproveitamento de seus aromas de várias maneiras.

Os óleos aromáticos e essenciais da aromaterapia acalmam o corpo e a mente, ao mesmo tempo que cuidam da pele. Vendedores e compradores escolhem seus óleos e fragrâncias de designer favoritos com base no volume vendido.

Os óleos de aromaterapia auxiliam aqueles com estresse opressor, relaxando a mente e o corpo. Além disso, os vendedores procuram os óleos que deixam você com um clima romântico. Vendedores e compradores não têm o que as pessoas gostam.

Além disso, os vendedores e compradores tendem a procurar aquecedores domésticos decorativos ou óleos nebulizados que preencham o ambiente com fragrâncias frescas e naturais. As pessoas tendem a desfrutar do ar livre.

Há quanto tempo os fornecedores vendem óleos de aromaterapia?

Óleos perfumados e essenciais ou fragrâncias têm sido utilizados por 100 anos de uma forma ou de outra. Os óleos foram utilizados para manter um odor agradável em nossas casas e / ou ambiente de trabalho.

Além disso, os compradores usam os óleos para refrescar seu veículo. Ao mesmo tempo, os óleos estavam disponíveis em sabores seletivos. Hoje em dia, no entanto, tanto os vendedores quanto os compradores podem escolher entre centenas de sabores, desde maçã até laranja.

Chuva africana e óleos de Ylang- Ylang também estão disponíveis. Os chineses começaram a usar os óleos enquanto os promovia como intensificadores de energia.

Os indianos gostavam de óleos de aromaterapia, já que os óleos eram ferramentas de oração que, ajudando no que eles acreditavam que seu deus ouviria, de óleos especiais mergulhados em bastões de cera, que eles chamavam de agarbatti.

Assim, os índios acreditavam que os óleos criariam um ambiente espiritual. Hoje existem velas especiais com sabor a óleo que são usadas para aromaterapia, de maneira semelhante às que os índios usavam.

Como os fornecedores e compradores testam os óleos de aromaterapia?

Vendedores e compradores tendem a testar e experimentar os óleos por meio de ofertas e amostras gratuitas.

Uma das coisas mais importantes que os vendedores e compradores consideram ao comprar óleos perfumados ou essenciais, além da fragrância, são as embalagens.

Embalagens atraentes apresentam óleos de qualidade inferior, que os produtos podem vender mais do que os óleos de qualidade superior.

Além disso, a precificação é um processo essencial da tomada de decisão. Os fornecedores normalmente pesquisam nas seções intermediárias, intermediárias e relacionadas, visando os favoritos da sociedade.

O preço e o pacote, portanto, são uma demanda que deve atender a requisitos modestos.

Os óleos não precisam ser revestidos em embalagens extravagantes, mas devem apresentar algum atrativo. A demanda por aromaterapia na sociedade é baseada nos preços e nos altos volumes de óleos vendidos.

Assim, os vendedores devem atender à demanda dos suprimentos vendidos e aos gostos da sociedade.

Como os fornecedores determinam a melhor maneira de comercializar a aromaterapia?

O método médio que os fornecedores consideram para comercializar produtos de aromaterapia é anunciar onde os clientes frequentam.

Supermercados locais, lojas de tudo que precisa, folhetos, farmácias, etc. são apenas algumas das áreas que os clientes visitam com frequência.

Os fornecedores também podem considerar almejar as seções intermediárias superiores, nas quais eles promoverão os produtos, exibindo-os na televisão ou em jornais locais e globais.

Os fornecedores também oferecerão amostras grátis em lojas de alta costura. Como as lojas tendem a vender acessórios de moda para a classe média alta, os vendedores presumem que a fragrância vai vender.

As seções de elite são outra área onde os fornecedores promovem os óleos de aromaterapia.

Escolher óleos essenciais e aromáticos de aromaterapia pode ser problemático, se você não entender o que os orais podem fazer por você.

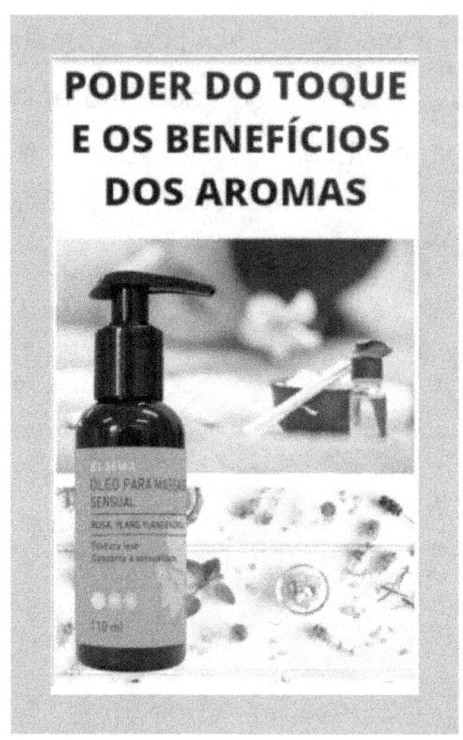

Óleo para Banho e Massagem Sensual 110 ml, By Samia.   Seu bouquet aromático com notas florais, amadeiradas e exóticas, o toque de sensualidade oriental será sentido pela sua pele, penetra profundamente na pele deixando-a macia por mais tempo

LINK >> https://amzn.to/340UoOp

6. ÓLEOS PERFUMADOS DE AROMATERAPIA

A aromaterapia inclui óleos perfumados e óleos essenciais. Os óleos funcionam para dissolver a pressão, enquanto as fragrâncias ajudam a relaxar o corpo e a mente.

Os óleos essenciais de aromaterapia são óleos orgânicos, projetados para restaurar ou manter a saúde geral.

Os óleos facilitam o uso de sua fragrância de várias maneiras. Os óleos de aromaterapia acalmam o corpo, ao mesmo tempo que acalmam a alma. Ao mesmo tempo, os óleos relaxam a psique.

Como encontro óleos de aromaterapia?

On-line, você pode selecionar seus óleos favoritos. Aromas desenhados estão disponíveis para abafar todo o estresse diário.

Os óleos de aromaterapia ajudam a relaxar. Além disso, óleos de aromaterapia estão disponíveis para colocá-lo em um clima romântico.

Óleos perfumados também podem ser usados para decorar sua casa, o que aquecerá o ambiente. As névoas dos óleos encherão a área com odores frescos e naturais.

Sobre óleos essenciais e aromáticos de aromaterapia

Os óleos essenciais e perfumados de aromaterapia criam uma atmosfera pacífica e amorosa. Os óleos definem o clima, reduzindo o estresse da sociedade super consumida de hoje.

Quando você trabalha o dia todo, poderá desfrutar de um momento de relaxamento com aromaterapia.

Os óleos aromáticos e essenciais da aromaterapia podem produzir sensações extraordinárias, ao mesmo tempo que melhoram o seu humor.

Sem surpresa, os óleos perfumados ativam os sentimentos físicos e ternos que uma pessoa vai expressar. Os aromas definem o clima.

Como escolho óleos que criarão um clima romântico para meu parceiro?

Seu parceiro vai desfrutar de uma noite romântica com aromas aromaterapias Jasmim. Aromaterapias Jasmim é o imperador dos óleos essenciais.

O aroma perfumado de jasmim expressa um vínculo amoroso, que seu cônjuge provavelmente apreciará. O jasmim não é reservado e o azeite é irresistível.

O perfume definitivamente atrairá seu companheiro para seus braços.

O aroma de óleos de aromaterapia se espalha por toda a sua casa. O óleo perfumado vai agradar ao humor do seu parceiro.

Da mesma forma, os óleos irão inflamar a memória e umedecer o apetite, bem como o corpo e a mente. Jasmim, assim como outros óleos de aromaterapia, não são como nenhum outro óleo essencial ou perfumado no mercado.

Os óleos perfumados e essenciais vêm em uma variedade de fragrâncias e aromas. Jasmim, Lilás, Cedro, Mirra, Tuberosa, Alecrim, aromas florais, transportadora, Absinto, AJOWAN, Bluegrass Africano, ANETHI, etc, são apenas para citar alguns óleos de aromaterapia disponíveis para você.

Raiz de Angélica, Baía, Manjericão, Estrela de Anis, Bálsamo Australiano / Menta Bush, ASAFOETIDA, etc, são outros tipos de óleos de aromaterapia disponíveis no mercado.

Como escolho óleos de aromaterapia que me fazem sentir alegre, embora esteja feliz?

Se você está se sentindo bem, pode ficar no clima, considerando o calor dos óleos de figo, laranja e canela. Os óleos perfumados irão fornecer-lhe as sensações naturais ou humores simplesmente cheirando o aroma dos óleos.

Os óleos também podem ser utilizados como purificadores de ar. Óleos que incluem produtos químicos podem afetar o nariz. Da mesma forma, os óleos de base química podem afetar regiões do corpo.

Assim, os óleos de base não química podem fazer seus sentidos expressarem seu humor organicamente.

Os óleos de aromaterapia produzem um aroma doce, que circula no ar. No entanto, os óleos não influenciarão sua pele de forma negativa. Além disso, você não precisará investir em produtos vendidos em estoques gerais, que refresca o ar artificialmente. Agora você pode refrescar sua casa naturalmente com óleos de aromaterapia.

Como escolho os óleos de aromaterapia curativos?

Os óleos botânicos de aromaterapia são ideais para a cura. Os óleos são destilados a vapor e derivam de cascas de árvores.

Os óleos de canela são um dos óleos essenciais perfumados e aromaterapias feitos de cascas de árvore de canela. Os óleos vêm de terras nativas perenes, como Vietnã e China .

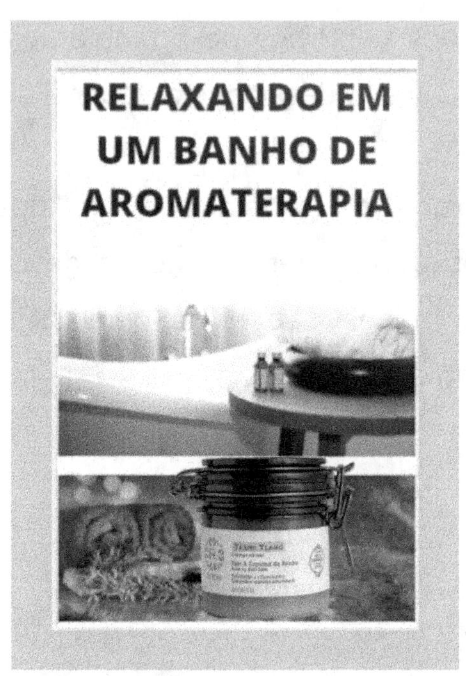

SAIS E ESPUMA DE BANHO RITOS YLANG YLANG . Proporciona esfoliação, espuma, relaxamento e uma limpeza profunda. Tripla função: Pode ser aplicado sobre a pele como esfoliante, banheira para fazer espuma ou como escalda pés.

LINK >>> https://amzn.to/376Lkcl

7. ÓLEOS DE AROMATERAPIA

A aromaterapia inclui óleos essenciais e perfumados, mas as variantes vêm de uma variedade de recursos. A aromaterapia é usada para curar a mente e o corpo.

Os óleos essenciais e perfumados vieram de extratos de plantas, bem como de outras fontes.

Por meio de destilações, os fluidos das plantas eram diluídos em uma substância aquosa, que produzia os óleos.

Como encontro óleos de aromaterapia? Você pode encontrar óleos de aromaterapia online, que é a melhor escolha.

Online, você terá uma seleção mais ampla de óleos, recursos, fornecedores, etc. Além disso, você pode encontrar os óleos em descontos, promoções, pechinchas ou até mesmo encontrar cupons para economizar em óleos de aromaterapia.

Você também pode encontrar aromaterapia em áreas onde são praticadas massagens, lojas de moda, supermercados, lojas de departamentos, etc.

As farmácias às vezes vendem óleos de aromaterapia. As drogarias menores podem não ter uma ampla seleção; ainda podem carregar os óleos.

Como escolho óleos de aromaterapia que relaxem a mente?

A aromaterapia inclui a terapia domiciliar, que se ramifica em autotratamentos, uso de cosméticos e perfumes. A terapia clínica inclui a Farmacoterapia e a Farmacologia.

Aromaterapia inclui a Aromacologia, que são os óleos que deseja escolher se procura alívio psicológico. Afirma-se que os óleos afetam o cérebro positivamente. Os odores enviam odores, o que de alguma forma relaxa a mente.

Como escolho os óleos de aromaterapia?

Para escolher óleos de aromaterapia, você deve primeiro compreender os tipos de óleos. Por exemplo, os óleos essenciais são fragrâncias extraídas de plantas vivas.

O processo principal é a destilação, que produz óleos de eucalipto para aromaterapia. Da mesma forma, óleos de expressão, como a toranja, vieram da destilação da aromaterapia.

Outro dos óleos de aromaterapia, inclui a linha absoluto. As fragrâncias são extraídas de tecidos delicados encontrados em plantas e flores. Os óleos são processados por meio de extração de fluidos artificiais e / ou solventes.

Os aromas ROSE são uma das aromaterapia absoluta. Os óleos também podem vir de manteiga perfumada, pomada enfleurage, concreto, etc.

Os óleos compostos voláteis naturais, que chegam de plantas vivas e têm como objetivo eliminar microorganismos, são conhecidos como FITONCIDA.

O terpeno é uma variante, cujos óleos são obtidos a partir de misturas sulfúricas, bem como de óleos aromáticos. As plantas vivas são a principal fonte de que o ALLIUM, que é o FITONCIDA, tem cheiros divergentes.

Portanto, é improvável que você encontre óleos de aromaterapia, como esta marca.

Óleos de hidrossol aquoso também são destilados, o que produziu os óleos de água de rosas. Os óleos geralmente são feitos de camomila e rosas. A aromaterapia por infusão é um extrato aquoso, proveniente de materiais encontrados nas plantas.

A camomila é uma variante das infusões. Os óleos veiculares são baseados em TRIAYLGLYCERIDE. TRIAYLGLYCERIDE é utilizado para diluir os óleos essenciais da aromaterapia. Os óleos são projetados para tratar a carne ou pele.

Os óleos de amêndoa doce são um óleo de aromaterapia para a cura da pele. Os aromas de lavanda são bons óleos para o tratamento de queimaduras ou também para curar a pele.

Como posso saber se estou comprando óleos de aromaterapia?

Bem, é difícil dizer, já que vários óleos essenciais caem na linha da aromaterapia, desde que produza um odor.

O que os óleos de aromaterapia realmente pretendem realizar?

Os óleos destinam-se a realizar a cura. Da mesma forma, a aromaterapia foi criada para relaxar o corpo e a mente, produzir um ambiente romântico, etc.

Como posso decidir se a aromaterapia realmente funciona?

Você pode decidir perguntando a amigos que realmente experimentaram os óleos. As análises também estão disponíveis online.

No entanto, tenha cuidado com as avaliações, pois muitas são produzidas pelos próprios fornecedores. No final das contas, você pode gastar uma pequena fortuna para experimentar os óleos. Os óleos vêm em óleos essenciais e óleos perfumados.

Como a aromaterapia foi inventada?

Um francês queimou o braço e, devido ao choque da queimadura, imediatamente mergulhou o braço em óleos de lavanda, que pararam de queimar e curou o braço sem causar cicatrizes aparentes.

Fazer perguntas para ajudá-lo a compreender melhor os óleos essenciais e aromáticos de aromaterapia:

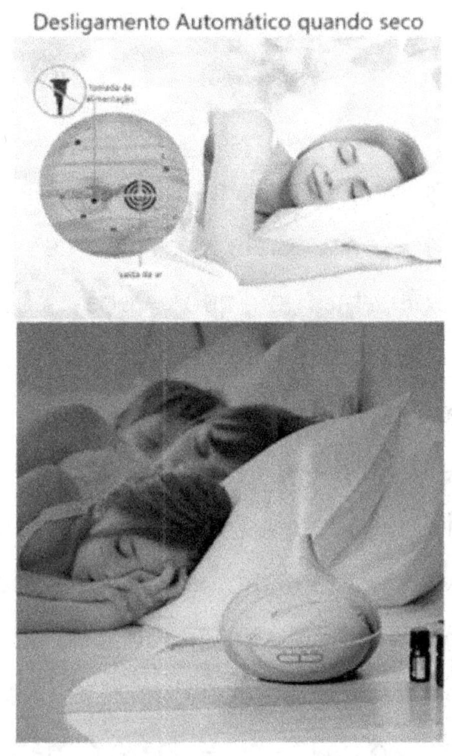

Umidificador de ar Ultrassônico e Difusor de Aromas

300ml, Madeira Clara   LINK>> https://amzn.to/3lHBrpG

8. PERGUNTAS DE AROMATERAPIA

Perguntas do dia

Você provavelmente já leu muitos artigos relacionados a aromas e óleos essenciais, provenientes da aromaterapia.

Provavelmente o que você não leu são artigos informando como os fornecedores decidem quais óleos comprar para revender.

Desde então, você pode não ter lido tais artigos, considere fornecedores. Por que ... porque a forma como os fornecedores decidem também pode ajudá-lo a decidir quais óleos de aromaterapia são adequados para você.

Como os fornecedores decidem quais óleos perfumados e essenciais são os melhores para o marketing?

Os fornecedores normalmente consideram o sabor, o meio utilizado para a venda, as seleções direcionadas vendidas na sociedade, o propósito pretendido, o custo, etc.

Idéia base:

Óleos perfumados e essenciais, como os óleos de aromaterapia, trabalham para dissipar o estresse diário. As fragrâncias trabalham para relaxar o corpo e a mente, o que fornece um auxílio na cura. Óleos essenciais de aromaterapia e óleos perfumados são óleos orgânicos derivados de plantas vivas.

Os óleos terapêuticos facilitam o aproveitamento de seus aromas de várias maneiras. Os óleos aromáticos e essenciais da aromaterapia acalmam o corpo e a mente, ao mesmo tempo que cuidam da pele.

Vendedores e compradores escolhem seus óleos e fragrâncias de designer favoritos com base no volume vendido. Os óleos de aromaterapia auxiliam aqueles com estresse opressor, relaxando a mente e o corpo. Além disso, os vendedores procuram os óleos que deixam você com um clima romântico.

Vendedores e compradores não têm o que as pessoas gostam.

Além disso, os vendedores e compradores tendem a procurar aquecedores domésticos decorativos ou óleos nebulizados que preencham o ambiente com fragrâncias frescas e naturais. As pessoas tendem a desfrutar do ar livre.

Há quanto tempo os fornecedores vendem óleos de aromaterapia?

Óleos perfumados e essenciais ou fragrâncias têm sido utilizados por 100 anos de uma forma ou de outra. Os óleos foram utilizados para manter um odor agradável em nossas casas e / ou ambiente de trabalho.

Além disso, os compradores usam os óleos para refrescar seu veículo. Ao mesmo tempo, os óleos estavam disponíveis em sabores seletivos. Hoje em dia, no entanto, tanto os vendedores quanto os compradores podem escolher entre centenas de sabores, desde maçã até laranja.

Chuva africana e óleos de Ylang Ylang também estão disponíveis. Os chineses começaram a usar os óleos enquanto os promovia como intensificadores de energia.

Os indianos gostavam de óleos de aromaterapia, já que os óleos eram ferramentas de oração que, ajudando no que eles acreditavam que seu deus ouviria, de óleos especiais mergulhados em bastões de cera, que eles chamavam de agarbatti.

Assim, os índios acreditavam que os óleos criariam um ambiente espiritual. Hoje existem velas especiais com sabor a óleo que são usadas para aromaterapia, de maneira semelhante às que os índios usavam.

Como os fornecedores e compradores testam os óleos de aromaterapia?

Vendedores e compradores tendem a testar e experimentar os óleos por meio de ofertas e amostras gratuitas.

Uma das coisas mais importantes que os vendedores e compradores consideram ao comprar óleos perfumados ou essenciais, além da fragrância, são as embalagens.

Embalagens atraentes apresentam óleos de qualidade inferior, que os produtos podem vender mais do que os óleos de qualidade superior. Além disso, a precificação é um processo essencial da tomada de decisão.

Os fornecedores normalmente pesquisam nas seções intermediárias, intermediárias e relacionadas, visando os favoritos da sociedade. O preço e o pacote, portanto, são uma demanda que deve atender a requisitos modestos.

Os óleos não precisam ser revestidos em embalagens extravagantes, mas devem apresentar algum atrativo. A demanda por aromaterapia na sociedade é baseada nos preços e nos altos volumes de óleos vendidos. Assim, os vendedores devem atender à demanda dos suprimentos vendidos e aos gostos da sociedade.

Como os fornecedores determinam a melhor maneira de comercializar a aromaterapia?

O método médio que os fornecedores consideram para comercializar produtos de aromaterapia é anunciar onde os clientes frequentam.

Supermercados locais, lojas de tudo que precisa, folhetos, farmácias, etc. são apenas algumas das áreas que os clientes visitam com frequência. Os fornecedores também podem considerar almejar as seções intermediárias superiores, nas quais eles promoverão os produtos, exibindo-os na televisão ou em jornais locais e globais.

Os fornecedores também oferecerão amostras grátis em lojas de alta costura. Como as lojas tendem a vender acessórios de moda para a classe média alta, os vendedores presumem que a fragrância vai vender.

As seções de elite são outra área onde os fornecedores promovem os óleos de aromaterapia.

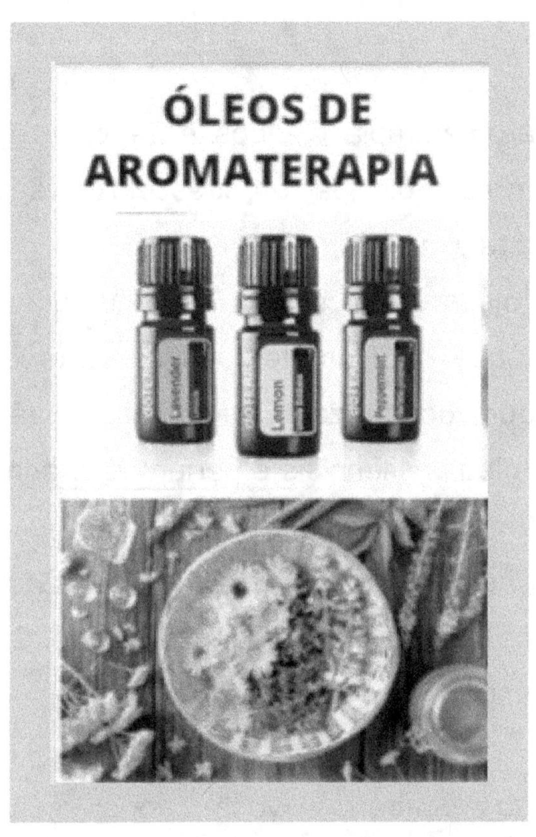

Kit apresentação com 3 óleos essências doTERRA

5ML original LINK>> https://amzn.to/318x5QD

9. ÓLEOS PERFUMADOS DE AROMATERAPIA

A aromaterapia é óleos essenciais e perfumados que trabalham para dissipar o estresse. As fragrâncias dos óleos ajudam a relaxar o corpo e a mente.

Os óleos essenciais da aromaterapia produzem aromas naturais, que sufocam terapeuticamente o seu estresse à medida que você utiliza as fragrâncias de várias maneiras.

Os óleos essenciais e perfumados acalmam o corpo, ao mesmo tempo que refresca a sua alma.

Online você pode escolher seus favoritos, que são projetados para lavar seu estresse diário. Os diferentes óleos atuam auxiliando no relaxamento.

Caso contrário, você pode comprar óleos de aromaterapia, o que criará um clima romântico. Os óleos também funcionam como decoração ou aquecedores.

Você pode usar os óleos para refrescar e preencher o ambiente com aromas naturais frescos.

10.   ÓLEOS PERFUMADOS

Tanto óleos aromáticos quanto perfumados estão disponíveis. Os óleos têm sido usados há séculos pelos nativos.

Os óleos em várias terras produzem odores agradáveis em casas, carros e locais de trabalho. Ao mesmo tempo, você só podia comprar uma seleção de óleos de aromaterapia. No entanto, hoje existem centenas de aromas, sabores, etc. disponíveis para você.

Você pode escolher entre os aromas de maçã, laranja ou os aromas da chuva africana. Aromas Yiang Yiang também estão disponíveis, assim como Jasmine.

O povo chinês já utilizou a aromaterapia, além de promover seus aromas como um estimulador do fluxo de energia. Os índios usavam aromaterapia enquanto oravam a seus deuses.

Os índios usavam os óleos na forma de óleos exclusivos mergulhados em bastões de cera.

Os bastões eram conhecidos como AGARBATTI. Acreditava-se que Agarbatti criava um hábito espiritual que produzia paz.

Os óleos estão disponíveis hoje. Você pode encontrar óleos com sabores especiais online. Os óleos são usados como aromaterapia. Ainda assim, os sabores, aromas, etc, dependem de uma variedade de fatores.

Ao considerar os óleos de aromaterapia, pense no sabor, nos setores específicos da sociedade, no custo, na finalidade e nos designs dos frascos vendidos.

Além disso, você deve considerar o meio de uso, bem como o custo de vendê-los, se pretende se tornar um fornecedor de aromaterapia.

Online você pode encontrar sites de aromaterapia. Os sites podem oferecer amostras grátis, que você pode experimentar.

Ter a opção de experimentar óleos de aromaterapia coloca você na dianteira de uma boa decisão na hora de comprar óleos aromáticos ou essenciais: Uma das decisões mais importantes na hora de comprar aromas de aromaterapia, é além das embalagens, o cheiro é o foco.

Online você pode localizar pacotes atraentes, que são óleos de qualidade inferior. Além disso, você encontrará pacotes online, cujo objetivo é oferecer opções econômicas. Se estiver procurando por detalhes, você pode querer olhar em uma variedade de seções.

Muitos aromas de aromaterapia são embalados de acordo com as demandas modernas.

Onde posso encontrar aromas de aromaterapia?

Você pode encontrar uma grande variedade online. Caso contrário, você pode encontrar aromas e sabores de aromaterapia em seus supermercados locais, lojas de departamento, etc.

Visto que a demanda por produtos de aromaterapia é determinada pelo preço, assim como grandes volumes podem ser vendidos e fornecidos em muitas áreas locais, você pode encontrar aromaterapia em muitos locais.

O encaixe intermediário para a compra de produtos de aromaterapia seriam os supermercados locais e lojas para todas as necessidades, folhetos etc.

Por outro lado, você pode encontrar aromaterapia em lojas exóticas, lojas de moda e áreas relacionadas.

Como decido quais óleos são mais adequados para ocasiões românticas?

A linha Jasmine possui uma ampla variedade de óleos essenciais e aromáticos aromáticos. Alguns dos óleos usados na massagem terapêutica incluem os óleos de amêndoa e os óleos de caroço de damasco.

Os óleos funcionam como um sabor relaxante. Embora você possa usá-los na massagem terapêutica, também pode usá-los para noites românticas.

Além disso, os sabores do caroço de damasco incluem vitaminas, que atuam para reduzir o envelhecimento. A aromaterapia é uma forma de viver bem.

DESCOBRINDO AS MARAVILHAS DOS ÓLEOS ESSENCIAIS

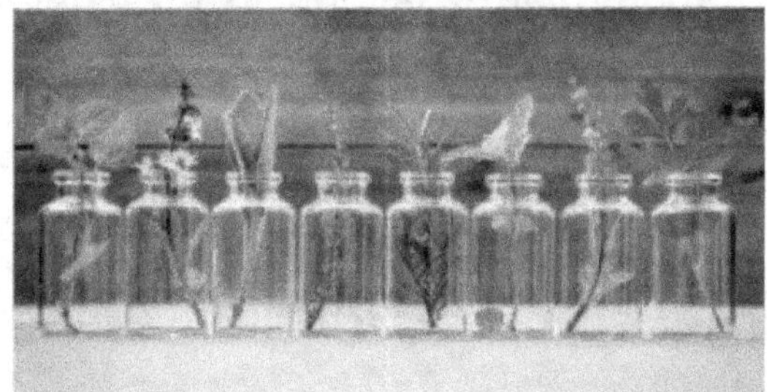

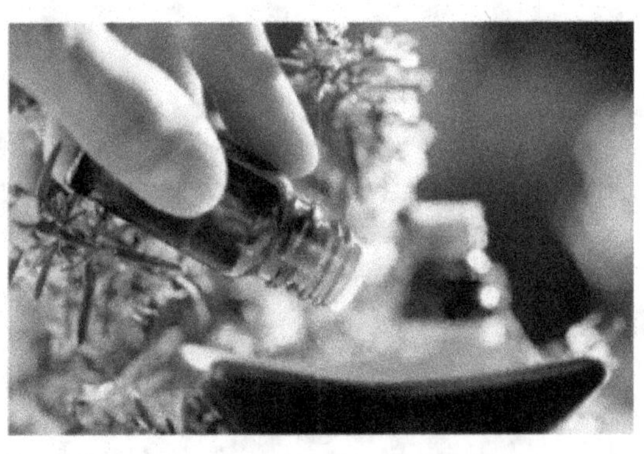

11.　　VIVER BEM COM AROMATERAPIA

A aromaterapia é um remédio medicinal alternativo, que está relacionado à CAM . (Medicina Complementar e Alternativa) Aromaterapia é composta de plantas líquidas ou materiais. A aromaterapia pode ser encontrada na área dos óleos essenciais e perfumados.

Os óleos aromáticos perfumados são outra área onde você encontrará aromaterapia. Diz-se que a mistura de plantas afeta a saúde e o humor.

A aromaterapia já existe há algum tempo. Os óleos foram rapidamente colocados no mercado depois que um francês descobriu que eles podiam curar queimaduras sem deixar cicatrizes.

Ele havia sofrido uma queimadura dramática enquanto trabalhava em seu laboratório, que imediatamente mergulhou o braço em óleos de lavanda. E

le obteve bons resultados, que o levaram à aromaterapia e à noção de que ela pode curar o corpo e a mente.

Aromaterapia é composta por um conjunto de ramos. Os ramos incluem perfumes, autotratamentos, terapia em casa, uso cosmético, terapia clínica, farmacologia, farmacoterapia, Aromacologia, etc.

Aromacologia é o processo de cura da psique usando odores e aromas que afetam a mente.

A aromaterapia inclui óleos essenciais, que são fragrâncias extraídas de plantas vivas. O processo de extração produziu aromaterapia por destilações, que incluíram óleos de eucalipto.

Os óleos de toranja também eram produzidos por destilação de plantas.

A aromaterapia também inclui as fragrâncias absolutas que foram extraídas de tecidos delicados encontrados em plantas e flores. A aromaterapia foi criada a partir dessas fontes através de um processo de solvente ou então uma extração de fluidos artificiais.

Os fluidos de rosa constituíram os Óleos Essenciais de Rosa na categoria absoluta da aromaterapia. As fragrâncias de rosa descreviam os óleos extraídos que surgiam do concreto, manteiga perfumada, etanol, etc.

A aromaterapia inclui os FITONCIDAS. Os compostos orgânicos voláteis vinham das raízes das plantas, que eram utilizados para aniquilar microrganismos, também conhecidos como micróbios. Os óleos são baseados em terpeno, ou compostos sulfúricos de plantas.

O terpeno é a maior classe de diversos hidrocarbonetos. Os carbonos são produzidos em plantas vivas, o que inclui a vida vegetal principal, como a conífera. Conifer é uma árvore que carrega o cone.

Além disso, os carbonos também podem chegar de insetos. Os principais insetos podem incluir a borboleta rabo de andorinha. O carbono também é um constituinte principal derivado da terebintina e da resina.

Terpentina é a principal fonte, de onde o terpeno recebeu seu nome. O terpeno é o ingrediente principal encontrado nos óleos essenciais. Você pode usar óleos essenciais para adicionar sabor a alimentos, perfumes, aromaterapia, etc.

Além disso, o hidrossol é uma variante da aromaterapia. Hydrosol é um produto aquoso incidental, que foi destilado em água de rosas. Estes são os óleos perfumados que você pode encontrar nas vias de aromaterapia. Hydrosol limita-se a CAMOMILES e Rosas.

O objetivo da limitação é que o hidrossol é um solvente coloidal, cujas partículas geralmente estão suspensas em água e, às vezes, a fragrância é hostil.

A aromaterapia também inclui infusões. A infusão é outro extrato aquoso derivado de plantas vivas. A infusão geralmente vem da CAMOMILA. Aromaterapia inclui óleo transportador. O óleo é extraído da TRIACILGLICERIDA, diluído e produzido na forma de óleos essenciais.

O óleo de amêndoa doce é um dos óleos da aromaterapia, que veio dos óleos carreadores. O óleo é utilizado para tratar a pele.

Como posso saber se a aromaterapia funcionará para mim?

Você não. Na maioria das vezes, as pessoas precisam usar uma grande quantidade de aromas e óleos para produzir bons resultados, segundo avaliações.

No entanto, os teóricos fizeram muitas afirmações relacionadas à aromaterapia. Além disso, muitos experimentaram os óleos aromáticos e essenciais, cujos resultados levaram os médicos a usarem os óleos como uma solução à base de ervas, naturopata, remédio medicinal para infecções, auxiliares de cura, etc.

De acordo com relatos, os óleos funcionam melhor quando massageados em a pele, uma vez que acionará o sistema límbico, bem como a seção emocional. Além disso, a aromaterapia era conhecida por ativar os receptores térmicos. Não há nada como relaxar conosco, cheiramos a aromaterapia.

A ESSÊNCIA DOS ÓLEOS ESSENCIAIS DE AROMATERAPIA

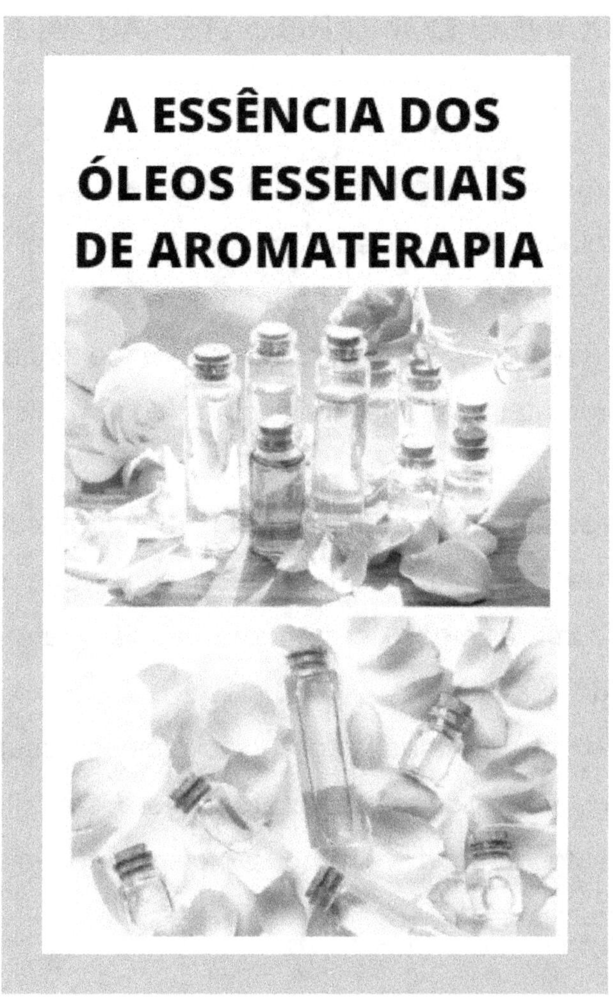

12. RELAXANDO COM AROMATERAPIA

A aromaterapia é um óleo natural que ajuda a relaxar. Os óleos são destilados de plantas naturais, cascas de árvores, borboletas rabo de andorinha, etc.

Online você pode encontrar uma grande variedade de óleos de aromaterapia, incluindo óleos essenciais e óleos perfumados.

Os óleos naturais atuam de várias maneiras para ajudá-lo a encontrar relaxamento. Mesmo assim, você deve ter cuidado ao comprar óleos de aromaterapia, já que o mercado está lotado de substitutos.

Uma vez que aromas, fragrâncias e óleos essenciais se destacam, os óleos de aromaterapia agora são difíceis de definir. Portanto, você deve procurar óleos provenientes de recursos naturais.

Óleos de aromaterapia essenciais e perfumados são destilados a partir do vapor. Raramente os óleos são concentrados ou produzidos a partir de solventes não naturais.

Como posso saber se o óleo é baseado em aromaterapia?

Bem, basicamente cobri essa questão, no entanto, ainda é uma boa questão, uma vez que alguns fornecedores afirmam que os óleos são de fontes naturais quando não são.

Portanto, podemos considerar a base, a criação, os tipos de aromaterapia, etc., para ajudá-lo a evitar a compra de óleos não aromaterapêuticos.

Carrier é um dos óleos de aromaterapias. No entanto, poucos fornecedores podem vestir a transportadora, disfarçando o óleo como óleo orgânico de aromaterapia.

Para ajudá-lo a entender os óleos veiculares, considere.

A aromaterapia é um tratamento que atua produzindo fragrâncias naturais derivadas das plantas. Os óleos são extraídos de plantas vivas para aliviar distúrbios psicológicos e físicos.

Os óleos geralmente funcionam por inalação dos óleos ou por meio de massagem terapêutica.

Os óleos carreadores são uma planta oleosa, cujas raízes provêm do triaciglicerídeo. Os constituintes são empregados para diluir os óleos essenciais da aromaterapia. Depois que a substância é diluída, ela age para curar a pele.

Bluegrass africano é um óleo botânico apresentado como um óleo essencial de aromaterapia. O nome da aromaterapia botânica está listado em Cymbopogon Validus.

Os óleos africanos eram extraídos de tufos sólidos de prados e destilados a vapor. Os óleos são derivados da África do Sul e é um óleo aromático implacável proveniente de terras verdes acinzentadas, que produziam um cheiro de limão. O óleo aromático é de cor amarelada clara.

O bluegrass da África tem um histórico de produção de remédios antifúngicos agressivos, além de sua produção antiviral. A África então usa a aromaterapia de Bluegrass africano para tratar os pés.

Os óleos são finos e consistentes, mas a força de seus aromas é média ou forte.

O bluegrass africano se mistura com aromas cítricos. Notas florais suaves também funcionam com bluegrass africano. O cheiro do óleo produz uma base doce, herbácea, herbácea, ou seja, semelhante a endro, salva ou tomilho.

Os óleos são frescos e ligeiramente perfumados, mas têm um cheiro orgânico.

Os óleos africanos conquistaram sua história a partir do Cymbopogon. O nome veio da Grécia kumbe, que define pogon e / ou nacele. Os termos significam aborrecimento.

A história antiga afirma que os óleos de bluegrass africanos são combinados com óleos sagrados.

Os óleos sagrados incluem citronela, azeite, mirra e óleos de groove. Aparentemente, algumas pessoas querem evitar esse óleo, pois pode irritar a pele.

Um dos óleos botânicos mais seguros na linha de aromaterapia é o Vitis Vinifera. Os óleos foram desenvolvidos a partir de frutas naturais e extraídos a vapor.

O conhaque, como é chamado, é derivado da origem original das aromaterapias, que foi a França . Os óleos de conhaque derivados de frutas naturais, como uvas. Como as uvas usadas também compõem poucos dos ingredientes do conhaque, a aromaterapia chamou os óleos de conhaque.

Os óleos são amarelos claros, alguns óleos são verde-amarelados. Os óleos são frequentemente empregados para atuar como perfumes ou sabores. O conhaque funciona como uma loção pós-barba ou colônia e apresenta uma sensação edificante por seu aroma de frutas orgânicas. Você também pode usar conhaque com invenções relacionadas ao tabaco.

O conhaque é consistente em aromas grossos e médios. O conhaque tem um aroma forte, que se mistura com óleos de gálbano, bergamota, todos os óleos de lavanda, coentro, sálvia, linalol, Ylang Ylang, etc. A aromaterapia é um auxiliar que funciona como um curandeiro.

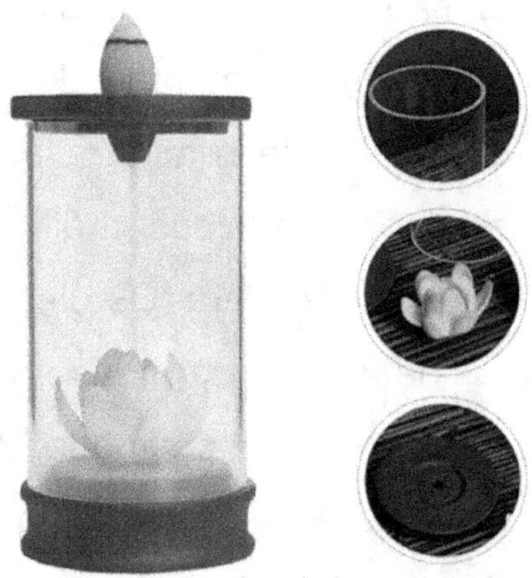

O queimador de incenso de fluxo reverso cria uma atmosfera misteriosa, pode ser usado como um presente para amigos. LINK >> https://amzn.to/3dtciMT

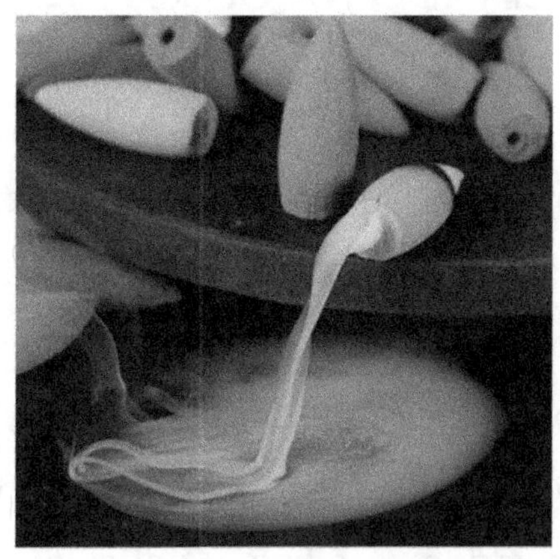

cones de incenso

LINK >>> https://amzn.to/2FydSAu

# 13.	AUXILIANDO NA CURA

Aromaterapia auxilia na cura. Uma variedade de óleos essenciais e óleos aromáticos estão disponíveis online, em drogarias, lojas de moda, etc ...

A bergamota é um dos principais auxiliares da aromaterapia. O auxílio atua no alívio do estresse, histeria, medo, ansiedade, fadiga, gotículas, artrite, bronquite, retenção de líquidos, enxaquecas, nervosismo, pele presa, etc.

O doce aroma é soluções fortes que auxiliam na cura da alma e da mente. A variante da bergamota são os óleos de bergapten. Os óleos botânicos também são conhecidos como Bergamia cítrica. Os óleos de bergapteno são extraídos por processos de prensagem a frio e são extraídos de cascas de frutas rudimentares.

Os óleos são derivados da Itália, mas são encontrados em terras do sudeste asiático, Europa, Tunísia, Marrocos, Costa do Marfim, etc. O bergaptene vem da bergamota, que é uma árvore cítrica espinhosa de origem asiática.

A árvore produz frutas azedas em forma de pêra, e seu nome latino é Citrus Bergamia. Óleos de aromaterapia foram extraídos das frutas, cujas fragrâncias são amarelo-esverdeadas e estão listadas na seção de óleos essenciais.

A casca das frutas era usada para fazer os óleos, que produziam perfumes. Plantas de hortelã do Mediterrâneo são uma fonte de ligação à bergamota. As fragrâncias são semelhantes em comparação, e seu nome latino é Mentha Citrata.

Os óleos ajudam na cura. O uso comum é no tratamento de depressão, histeria, medo, infecções, anorexia, eczema, psoríase, estresse, ansiedade, etc. Em resumo, o bergaptene ajuda na cura.

O aroma produz um efeito médio. Você pode misturar este óleo com Jasmim, Ylang, Gerânio, Clary Sage, Noz-moscada, Tangerina, Cipreste , Olíbano, Alecrim, Laranja e Sândalo. Se você está procurando por um cheiro doce e frutado, este é o óleo de escolha.

Benjoim é um óleo essencial de aromaterapia conhecido como Styrax Benjoin. Seus óleos botânicos, que chegam da resina. A resina é uma substância orgânica que vem das plantas.

As plantas são firmes e secretam seiva das plantas e da árvore. A resina tem cor amarela e / ou acastanhada. O benjoim foi extraído de solventes de qualidade alimentar.

Além disso, o benjoim é originário de Sumatra, mas também da Tailândia , Java, etc.

O benjoim ajuda como um anti-séptico.

Os óleos auxiliam na produção de soluções antiinflamatórias e antidepressivas. Ainda assim, os óleos são usados para aliviar flatulência, cólica, canal alimentar, retenção de água, resfriados, tosse, eczema, acne, artrite, reumatismo, psoríase, tecidos com medo, úlceras na boca, frieira, dores musculares, erupções cutâneas, estresse, circulação, nervosismo , etc.

Você pode combinar óleos de benjoim com Coentro, Olíbano, Bergamota, Petit-grain, Sândalo, Rosa, Mirra, Lavanda, Junípero, Limão, Laranja , etc. Os óleos produzem um aroma quente e doce, que cheira a baunilha.

Arborvitae Wild é um óleo essencial botânico. Os óleos às vezes são chamados de Thuja Occidentalis. Os óleos de Arborvitae foram extraídos de galhos e agulhas por meio de um processo de destilação a vapor. As plantas são originárias do Canadá .

Esta marca particular de aromaterapia também é conhecida como a Árvore da Vida. Arborvitae é uma árvore conífera. As árvores derivam da família Cypress .

As folhas da Arborvitae, como a do cipreste, têm folhas achatadas, que lembram escamas.

Os óleos auxiliam como constituintes anti-infecciosos-reumáticos-alergênicos. Os constituintes são usados para reduzir a psoríase e sistemas relacionados. Os óleos também são usados como repelentes de insetos, soluções antimicrobianas, remédios antiinflamatórios, etc.

Os óleos também aliviam a coceira e a irritação com a hera venenosa. Você pode misturar os óleos com cajuput, madeira de cedro, eucalipto, casca de canela, cássia, doce de bétula, etc.

Vários outros óleos de aromaterapia também estão disponíveis. Óleos de semente de cenoura, Cassia, uma variedade de óleos de madeira de cedro, semente de aipo, folha de cravo, botão de cravo, camomila alemã, marroquina e romana, etc. estão disponíveis para você.

Casca e folha de canela, bem como Semente Fria, Citronela, Clary Sage, Citronela Java, etc, estão disponíveis para você.

Café, Conhaque , Bálsamo de Copaíba, Cominho, Folha de Curry, são curandeiros de aromaterapia adicionais no mercado.

INCENSO DE AROMATERAPIA

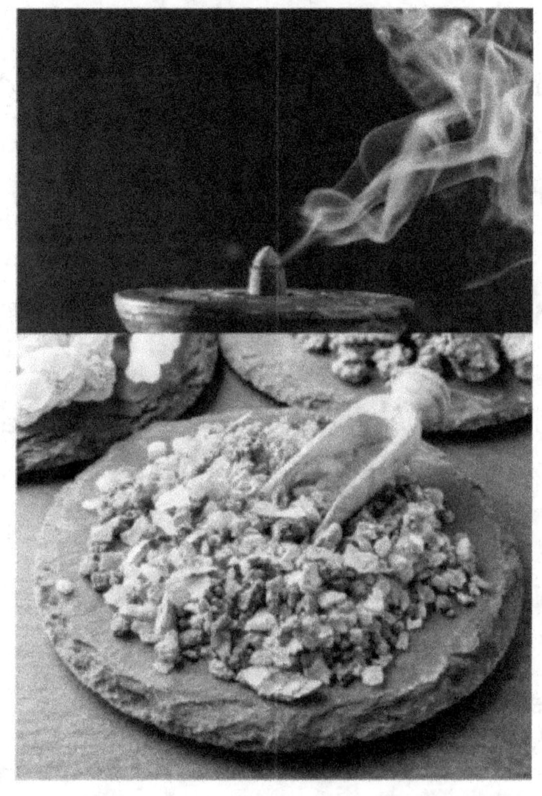

14.   SOLUÇÕES DE AROMATERAPIA

A aromaterapia é a solução mais recente que interessou a muitos.

A aromaterapia já existe há milhares de anos. Os remédios eram usados por romanos, gregos, egípcios, franceses , chineses, etc. Os médicos egípcios costumam recomendar que seus pacientes usem a aromaterapia adicionando fragrâncias aos banhos.

Além disso, a massagem com aromaterapia também foi recomendada. Na verdade, o Egito usava a aromaterapia no processo de embalsamamento do falecido.

Os egípcios então usaram a aromaterapia como uma medicina alternativa que curava os doentes e os mortos, respectivamente.

Em certa época, várias outras fontes, como Hipócrates, usavam a aromaterapia como remédios, alguns deles também recomendados nos banhos.

As massagens foram outro remédio recomendado. Na verdade, Hipócrates usava a aromaterapia como tratamento junto com os gases para desinfetar ou matar as pragas. Consulte Pragas de Atenas para saber mais sobre esses tratamentos.

Hoje em dia, a aromaterapia vem nas fórmulas modernas. A aromaterapia decolou novamente depois que um francês da indústria química queimou seu braço, que ele mergulhou em óleos de lavanda.

Os resultados produziram bons frutos. Os resultados reduziram o medo e curaram suas sensações de queimação. Ele então apelidou os óleos de soluções terapêuticas de aromaterapia. Os óleos essenciais também entraram em foco nessa época. (1930)

Durante o evento dos anos 30, o francês se inspirou na resposta de mergulhar o braço em óleos de lavanda, que decidiu fazer testes em óleos relacionados. Ele surgiu com a noção psicoterapêutica, em vez dos benefícios que os óleos de aromaterapia podem produzir para tratar o corpo e a mente.

Durante a década de 1940, (Segunda Guerra Mundial) outro francês que era um médico militar fazia uso de óleos essenciais usando os óleos como anti-séptico. (Leia Rene Maurice Gattefosse e Jean Valnet para encontrar informações adicionais relacionadas à história da aromaterapia; veja também informações relacionadas a Madame Marguerite Maury)

Esta senhora veio com a noção holística, ou seja, ela considerou a aromaterapia como social, mental, física e tratamento para os doentes. Lady Maury também recomendou massagem terapêutica com óleos essenciais.

Como a aromaterapia cura?

A aromaterapia cura através de suas fragrâncias naturais perfumadas. Os óleos essenciais apresentam fragrâncias, aromas, etc. poderosos, cujos odores impactam a pessoa que cheira as fragrâncias.

Os resultados tocam o corpo e a mente. A aromaterapia inclui os aromas fortes, médios e suaves. Os cheiros mais fortes são ideais para quem tem dificuldade em cheirar. Na verdade, especialistas na área médica descobriram que aqueles que procuram saúde mental para depressão e ansiedade obsessiva não têm a capacidade de cheirar.

De acordo com pesquisas e especialistas do setor médico, as fragrâncias produzidas pela aromaterapia têm como alvo áreas do nariz, que são conhecidas como cílios. Os cílios atingem o sistema límbico.

O sistema límbico está próximo ao limbo. Os dois trabalham em harmonia e afetam a região do cérebro, onde as emoções, o intelecto, o humor e a memória são controlados.

De acordo com estudos, os óleos de lavanda ajudam o fluxo das ondas cerebrais suavemente, o que produz um aumento nas ondas alfa.

As ondas ficam na região posterior da cabeça. As ondas nos ajudam a relaxar, o que, se os cheiros da aromaterapia atingirem esta área, podem fornecer efeitos relaxantes.

Jasmine é um óleo de aromaterapia, que tem como alvo as ondas betas. As ondas estão localizadas nos lobos frontais da cabeça. As ondas funcionam para nos ajudar a ficar sintonizados ou alertas para o que acontece ao nosso redor.

Aromaterapias Jasmine tem como alvo essas ondas, o que significa que a solução pode aumentar a consciência.

A aromaterapia foi testada em laboratórios de ciências. Os cientistas concluíram que os óleos essenciais incorporam substâncias químicas primárias que nosso corpo e mente produzem naturalmente. Os produtos químicos descobertos foram ALDEHYDES, terpeno, éster e álcool.

O álcool é essencial para matar o acúmulo de bactérias. O álcool também estimula a mente, energiza o corpo, vitaliza nosso bem-estar, diurético e atua como uma solução antiviral. Na verdade, o pâncreas sozinho produz mais de 30 tipos de álcool.

O álcool atinge o metabolismo. Se você estiver procurando por aromaterapia à base de álcool, confira a linha de óleos aromaterapias de gengibre, rosa, sândalo, jacarandá, patchuli, hortelã-pimenta, árvore do chá e óleos de murta.

Encontre a cura para você no tratamento de aromaterapia.

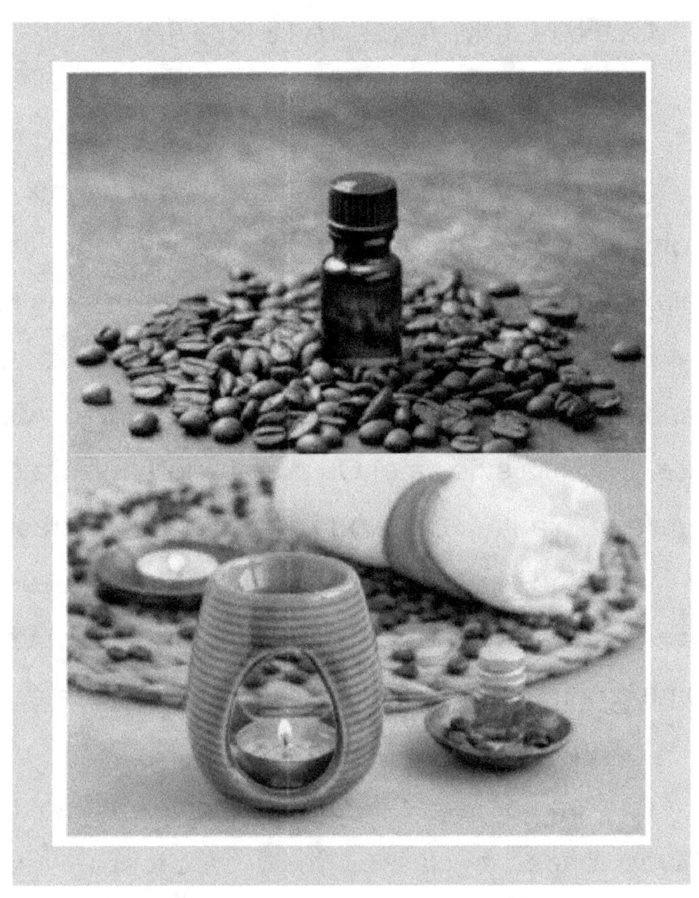

ÓLEO ESSENCIAL DE CAFÉ 5ML

Link >>> https://amzn.to/3lUlbC5

15.   CURA COM AROMATERAPIA

Imagine os cheiros adocicados do aroma do café na cafeteira. Todas as manhãs, ao se levantar, você sente o cheiro daqueles aromas doces que revivem suas narinas.

Bem sabe que você pode adicionar a esse cheiro usando aromaterapias botânicas COFFEA ARABICA, ou óleos essenciais de café. Os aromas foram extraídos de grãos de café ou plantas. Os sabores derivados do Brasil .

Os óleos de café na aromaterapia fornecem um cheiro semelhante ao que você sente no café fresco. Você cheira o aroma e começa a se sentir revigorante e quente.

Os aromas do café são descritos como os primeiros cultivos onde a classe dos cafeeiros é cultivada com frequência. As espécies incluíam CANEPHORA e ARABICA, que são cafés finos.

A aromaterapia do café consiste em óleos escuros, que os óleos do café, quando queimados, desodorizam o ambiente. O café é considerado um ótimo antioxidante.

Os óleos de café ajudam aqueles que cheiram os aromas a reduzir os sintomas depressivos. O café também acalma complicações respiratórias, febres, picadas de abelha ou insetos, náuseas, etc.

Os óleos de café são diferentes de outros aromas de aromaterapia, pois funcionam melhor sozinhos.

Normalmente você pode encontrar aromas de café em fórmulas médias ou grossas. A força dos aromas é tipicamente média ou forte.

A história dos óleos de café se esvai. Embora haja informações mínimas disponíveis, os monges islâmicos costumavam usar óleos de café, especialmente quando um monge achava difícil ficar alerta enquanto orava.

Ele avistou um homem em um campo, que parecia alegre e perguntou ao homem qual era sua recomendação. O homem recomendou o cheiro aromático de café, grãos de café ou óleos.

O homem empenhado em encontrar o estado de alerta se consolava com os aromas do café, que despertavam toda a congregação. Africanos, chineses, brasileiros, latinos, holandeses, etc., incluindo os Estados Unidos, todos acharam mais fácil ficar acordado enquanto consumiam ou cheiravam os grãos de café.

Café é um nome abissínio, que se chama CAFFA.

O cipril é outro dos aromas escuros. O óleo botânico CYPERUS SCARIOSUS veio de partes de flores, que foram extraídas por meio de vapor.

Os óleos vêm do Brasil , assim como os grãos de café. Os óleos de cipril são óleos de gramíneas, cujos aromas florais aromáticos circulam no ar.

Os óleos são castanhos claros ou âmbar escuro. Cyproil é comumente utilizado como perfume, que inclui sabonetes, incensos, etc. Os óleos funcionam tão bem como repelentes para afastar os insetos, bem como um medicamento curativo. Os óleos de cipril incluem os óleos picantes, madeira, terra, etc.

 Os óleos se misturam com outros óleos aromáticos, como Clary Sage, Bergamota, Patchouli e Labdanum. Esse óleo específico também era usado nas terras da Índia , com o objetivo de reduzir as complicações da digestão.

Os óleos Cade caem ao longo da linha de óleo essencial. Os óleos são botânicos Juniperus Oxycedrus, cujo óleo é feito de madeiras e destilado via vapor.

O aromático é derivado da França , que também é um óleo de cor mais escura. Os óleos Cade vêm de arbustos perenes. Os óleos de Cade são extraídos do cerne e dos ramos onde arbustos agulhados crescem bagas pretas.

Os óleos Cade são comumente usados como unguento ou pomada. Os óleos tratam doenças de pele severas, eczema, PRURIGO, parasita, psoríase, micose, etc.

Além disso, os óleos são usados como desinfetantes, anti-sépticos, antimicrobianos, anti-pruridos, vermífugos, analgésicos, parasiticidas, etc.

Você pode encontrar aromas médios que se misturam com Clove Bud, Thyme, Cedar Wood, Labdanum, Rosemary e Origanum. Os odores produzidos pelo Cade incluem aromas de alcatrão, fumaça, seco, etc, os óleos são atóxicos.

Os óleos eram comumente usados em áreas da França ; no entanto, a África e a Europa agora usam os óleos.

Online você pode encontrar uma variedade de óleos de aromaterapia.

Os óleos incluem absinto, manjericão, bluegrass africano, raiz de angélica, arborvitae selvagem, baía, benjoim, ajowan, bergamota, laranja sanguínea, estrela de anis, Cade, folha de bétele, bétula doce, etc. Você está lendo para iniciar seu processo de cura com aromaterapia?

16.   CURA COM AROMATERAPIA

Diz-se que os óleos essenciais e aromáticos de aromaterapia curam a alma e a mente. Online você pode encontrar uma grande variedade de óleos de aromaterapia, que os óleos têm seu próprio foco.

Os óleos podem funcionar como agentes relaxantes, curadores, decorações, purificadores, estimulantes de romance, etc.

Os óleos disponíveis incluem bergamota, absinto, benjoim, bluegrass africano, louro, manjericão, estrela de anis, óleos de escova de hortelã de bálsamo australiano, anethi, ajowan, assa-fétida, raiz de angélica, artemísia armoise, arborvitae selvagem, etc. Bergamota inclui os óleos livres de bergaptene. Este é um dos óleos mais populares da aromaterapia.

Bergamota é o óleo botânico, cujo nome em latim é tecnicamente conhecido como Citrus Bergamia. Os óleos podem ser de materiais vegetais, que incluem cascas de frutas cruas. O método de extração é através do procedimento de prensagem a frio. A origem da bergamota é a Itália .

O óleo vem das plantas das árvores, cujas flores têm a forma de uma estrela. As folhas são lisas; também as árvores dão frutos, como os cítricos. Além disso, a árvore se assemelha a uma toranja e laranja, respectivamente, mas tem o formato de uma pêra. Quando os frutos estão maduros, muitas vezes são verdes no início e tornam-se amarelos.

Na verdade, a bergamota é uma árvore cítrica asiática espinhosa, que produz frutas azedas em forma de pêra. As plantas de hortelã do Mediterrâneo são uma variante da bergamota, cuja fonte são óleos aromáticos semelhantes aos óleos de bergamota.

O nome latino para as plantas mediterrâneas é Mentha Citrata. Como posso saber para que são usados os óleos de bergamota?

Os óleos são usados como óleos essenciais. Os óleos normalmente são utilizados para tratar a depressão, aliviar a tensão e o estresse, etc.

Os óleos também ajudaram a aliviar a histeria, o medo e outros sistemas relacionados. Além disso, a bergamota atua no alívio de infecções. Aqueles com eczema, convalescença geral, psoríase e anorexia também podem se beneficiar dos óleos de bergamota.

A bergamota é um óleo leve, cuja força é normalmente média. Os óleos combinam melhor com os óleos Clary Sage, Black Pepper, Jasmine, Noz-moscada, Cypress , Rosemary, Mandarin, Orange e Geranium, Ylang Ylang, Frankincense, Sândalo e Vetiver.

Os óleos mencionados são óleos de aromaterapia comuns comercializados e vendidos em grandes volumes. O perfume dos óleos de bergamota apresenta aromas cítricos, frutados, doces e balsâmico-apimentados, florais. Seu aroma evocativo combina com óleos de Lavanda e Neroli também. Breve história da bergamota:

O primeiro produto dos óleos de bergamota foi vendido em Bergamo , Lombardia , onde   se   originou. Você   pode encontrar árvores de bergamota na Lombardia, Sudeste

Asiático, Europa, Itália , Costa do Marfim , Argélia , Tunísia e no Marrocos .

Como faço para usar óleos de bergamota? Você deseja ler as instruções com atenção, uma vez que a bergamota é altamente concentrada com Bergaptene, ela é conhecida por causar queimaduras graves. Isso é especialmente verdadeiro quando os óleos são usados em peles sensíveis. A aromaterapia funciona melhor para curar você:

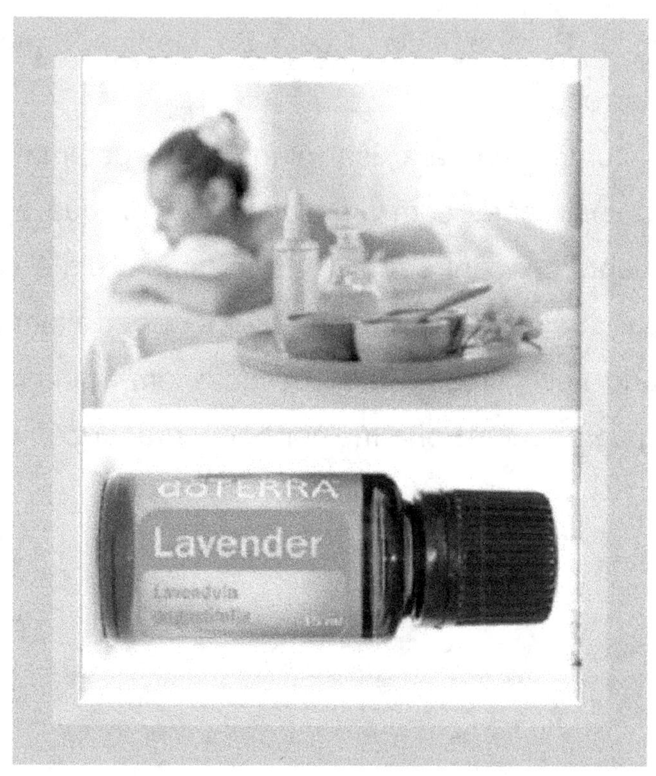

Óleo Essencial lavanda doTERRA 15 ML 100% puro

LINK >>> https://amzn.to/2H10BB6

17.   AROMATERAPIA NO SEU MELHOR

A aromaterapia, em sua melhor forma, atua na cura do corpo e da mente, curando-os de várias doenças, além de atuar como um calmante para prevenir doenças:

A aromaterapia tem sido usada ao longo dos anos por egípcios, indianos, europeus, alemães, França , etc.

Os óleos provaram ajudar a relaxar o corpo e a mente e eram usados como remédio medicinal. Asafoetida é um dos óleos essenciais da aromaterapia.

O nome botânico do óleo é conhecido como Ferula Assafoetida. Os óleos eram extraídos por meio de um processo de destilação a vapor, que vinha das raízes e caules das plantas.

O Irã é onde a árvore se origina. Asafoetida é uma árvore nativa recorrente, que os palestinos, os nativos do Afeganistão e do Irã usam das raízes e caules das árvores.

A Asafoetida é uma planta de forte odor desagradável que, quando extraída e cozida, apresenta um cheiro amargo, acastanhado e acre. Os índios usavam os óleos para cozinhar as refeições. As plantas de Asafetida são irmãs da família da salsa, de onde é extraída a Asafetida.

O nome latino é Ferula Assafoetida.

Os óleos de Asafetida são usados para aliviar distúrbios nervosos, espasmos musculares, cólicas, tosse, bronquite, pneumonia, etc.

Os óleos também são usados para remover parasitas no intestino, incluindo vermes. Além disso, os óleos de asafetida ajudam a aliviar a fadiga crônica, a sensibilidade digestiva, a candidíase, etc.

Os óleos têm um cheiro forte. Além disso, os óleos se misturam aos aromas de cebola, cardamomo, alho, cominho, manjericão e louro. Ao longo dos séculos, a Asafetida alcançou uma variedade de nomes também conhecidos.

The Devils Dung, assim como os Foods of the God foram um casal de AKA's Asafetida é conhecido. Este óleo é um ingrediente do Molho Worcestershire e não possui agentes tóxicos em seus ingredientes. Recomenda-se evitar o uso de óleos de Asafetida durante a gravidez.

Cajeput é o óleo essencial da aromaterapia. O nome botânico é MELALEUCA CAJEPUTI. Os óleos foram extraídos pelo processo de destilação a vapor e vêm das folhas e galhos das plantas.

A planta é originária da Indonésia. A planta é uma árvore menor.

Cajeput é usado para curar doenças de pele, disfunções urinárias, problemas intestinais e pulmonares. Também os óleos são usados para estimular o catarro.

Você pode usar óleos Cajeput como anti-séptico, antineurálgico, analgésico, auxiliar antiespasmódico, antimicrobiano, carminativo, inseticida, tônico, febrífugo, diaforético, etc.

Você pode encontrar Cajeput em sabores médios, que se mistura com os sabores Tomilho, Clove Bud, Alecrim, Madeira de Cedro, Labdanum, Origanum, etc. , Swamp Tea Tree, etc. Novamente, as mulheres grávidas são recomendadas para evitar o uso deste óleo.

Os óleos essenciais de sementes de aipo é um APIUM GRAVOLEN botânico. Os óleos foram extraídos por destilação a vapor das sementes das plantas.

O óleo vem originalmente da Índia . Este óleo amarelado claro é usado como um antioxidante. Da mesma forma, os óleos são usados como auxiliar no tratamento dos sintomas reumáticos e como anti-séptico.

O anti-séptico auxilia no tratamento de problemas urinários. Os óleos também são um remédio antiespasmódico, aperitivo, etc.

Você pode usar os óleos como depurativo, para curar o sistema digestivo, sedativo, estimulante do útero, etc.

Os óleos também são compostos por detergentes, sabonetes, perfumes e cosméticos. Ele também é usado como sabores em bebidas e alimentos.

O remédio de força média combina-se com pinho, árvore do chá, lavanda, óleos picantes, LOYAGE, musgo de carvalho, OPOPANAX, etc.

Os óleos são frequentemente usados em várias partes do país, incluindo Holanda , Índia , China , EUA , Hungria , etc. As mulheres grávidas devem evitar o uso deste óleo.

Online você pode encontrar uma grande variedade de óleos de aromaterapia, incluindo os óleos essenciais e perfumados.

Os óleos foram projetados com intenções, sobre as quais você encontrará informações úteis online. Em suma, a aromaterapia é sempre uma ação para curar a alma.

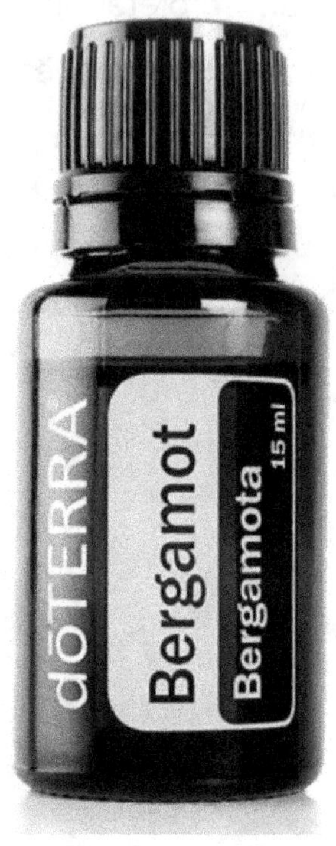

Óleo essencial Bergamot (Bergamota) doTERRA 15ml original LINK >>> https://amzn.to/34YGXhb

18.   AROMATERAPIA EM AÇÃO

Os óleos de aromaterapia incluem Bergamota, Bergaptene Free, Semente de Cenoura, Cardamomo, Folha de Betal, Cominho, Bétula Doce / Alcatrão, Cananga, Cânfora, Semente de Groselha Preta, Raiz de Cálamo, Laranja Sanguínea, Cade, Cajenut, Buchu, etc.

Os óleos aromáticos vêm em muitos aromas e sabores e são utilizados para curar o corpo e a mente.

Blood Orange é o óleo botânico Citrus Sinensis extraído através de procedimentos de prensagem a frio das cascas de frutas de plantas.

Os óleos derivados da Itália . Citrus é uma árvore frutífera, que produz cascas verdes espinhosas com frutas comestíveis, como limão, laranja, toranja, limão e pomelo. As árvores da Itália têm flores enormes e brancas, de onde chega a fragrância da Laranja Sangrenta.

Os óleos têm uma cor laranja forte, que é usada como remédio terapêutico. Os óleos de laranja sanguínea incluem agentes, como antidepressivos.

Além disso, o óleo é usado como um anti-séptico, afrodisíaco, antiespasmódico, cordial, estimulante de nervos, carminativo, desodorante e como um circulatório tônico e curador cardíaco.

Os sabores são médios, que os óleos misturam com sálvia, lavanda, noz-moscada, cravo, óleos picantes, limão, mirra e canela. Os óleos têm um aroma cítrico calmante, que lhe dá uma expressão de fruta picante.

Os óleos de laranja sanguínea às vezes são chamados de laranja maltesa. Os óleos derivados de origem vieram da Índia . As terras francesas e os italianos continuam a usar as fragrâncias.

Os nativos da Espanha usam Orange Blood, mas ela é chamada de NARANJA. Recomenda-se que, ao usar o Blood Orange, evite a exposição ao sol.

A variante da bergamota Citrus Bergamia, mais conhecida como óleos livres de bergaptene, foi extraída por meio de procedimentos de prensagem a frio de cascas de frutas em bruto.

As plantas são originárias da Itália . A árvore tem flores em forma de estrelas e as folhas são lisas.

A árvore dá frutos, que se assemelham a toranjas e / ou laranjas, mas os frutos têm o formato de peras.

Os óleos de bergamota são utilizados para tratar depressão, nervosismo, estresse, histeria, medo, anorexia, eczema, psoríase e várias infecções de pele.

Os óleos de bergamota misturam-se com jasmim, alecrim, olíbano, pimenta do reino, óleos de Ylang, sândalo, laranja, gerânio, cipreste, vetiver, cipreste, mandarim, etc. Os óleos de bergamota receberam o nome da cidade de Bérgamo , localizada na Lombardia .

Os óleos foram estendidos para Itália , Europa, Costa do Marfim , Argélia , Tunísia , além de Marrocos . Evite usar os óleos se tiver sido exposto à luz solar, o que causou pele sensível.

Os óleos de folha de bétel são óleo botânico de Piper Betle, que foi extraído por meio de um processo de destilação a vapor das folhas das plantas.

Os óleos são originários da Índia . As videiras de cordéis são irmãs da família da pimenta. Os óleos produzem fenol anti-séptico. Devido à riqueza em amidos, taninos e açúcar, as árvores são usadas como um auxiliar de estimulação.

Os óleos ajudam no aquecimento da mente e do corpo. Além disso, os óleos são usados como afrodisíacos, anti-sépticos, carminativos, etc. A Folha de Betel tem agentes medicinais que fortalecem as gengivas, melhoram a vida dos dentes e refresca o hálito.

Os óleos se misturam com cardamomo, lavanda, alecrim, árvore do chá, eucalipto, etc.

Os óleos de sementes de cenoura são DAUCUS CAROTA botânicos. Os óleos foram extraídos por meio do processo de destilação a vapor, proveniente de sementes de plantas.

Os óleos são derivados da França e são um perfume à base de ervas. As cores profundas e amareladas apresentam a Semente de Cenoura como uma excelente solução para o cuidado da pele para tonificar e revitalizar a polpa.

Os óleos são óleos essenciais, que ajudam a amadurecer a pele. Os óleos irão refrescar e firmar a pele. Além disso, os óleos auxiliam na eliminação de toxinas.

Você pode usar óleos de sementes de cenoura para reduzir o acúmulo de água. Além disso, os óleos de sementes de cenoura funcionam como um agente desintoxicante, que limpa o fígado, o corpo e o sistema digestivo, respectivamente.

Os óleos aliviam os sintomas gotosos, artrite, reumatismo, edema e funcionam como um agente antiinflamatório. Diz-se que os óleos fortalecem as membranas mucosas, localizadas no nariz, nos pulmões e na garganta.

Os sintomas de gripe e bronquite também podem desaparecer durante o uso de óleos essenciais de sementes de cenoura. Os óleos extraídos na linha de aromaterapia podem lhe proporcionar conforto, esperança, força e poder para continuar a vida.

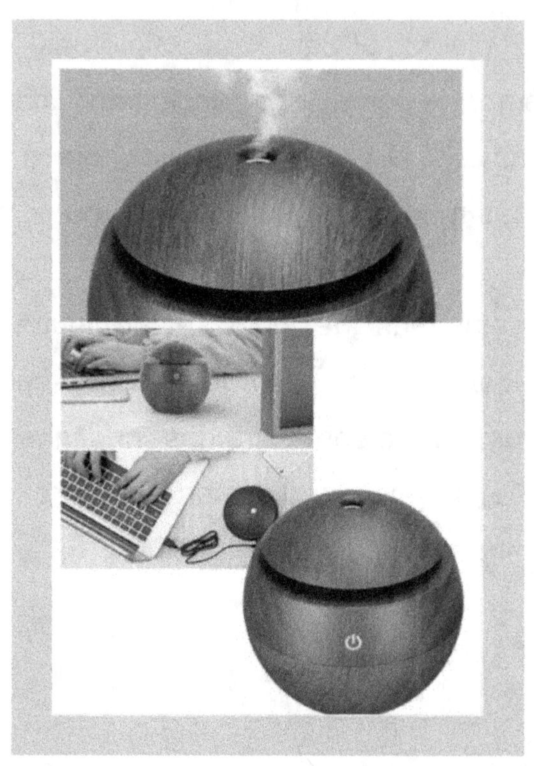

Umidificador Aromatizador Difusor Aromas Eletrico Madeira Escura USB LED 7 Cores

LINK >>> https://amzn.to/3lQ0yXl

19. ÓLEOS EXTRAÍDOS EM AROMATERAPIA

Aromaterapia são óleos extraídos, que derivam da Austrália , Egito , França , entre outras terras. Os óleos destinam-se a servir como um agente de cura, que você pode encontrar uma grande variedade de óleos essenciais online.

Os óleos de aromaterapia são usados como um curandeiro da homeopatia. O princípio dos óleos é que o veneno em doses menores pode servir como um curandeiro.

A homeopatia é um remédio medicinal que auxilia na cura. Os remédios são utilizados no tratamento de doenças agudas e crônicas. Em outras palavras, é uma estratégia de prevenção.

Os óleos têm sido usados ao longo dos séculos e também nos tempos modernos. Hipócrates é conhecido como o pai dos remédios, o que lembrou que quem está bem de saúde pode se beneficiar dos óleos para combater doenças.

Os remédios da homeopatia entraram em foco no final do século XVIII. Um médico alemão chamado Samuel Hahnemann decidiu que os óleos de aromaterapia poderiam ser usados na prática médica como um curandeiro.

O médico decidiu que vegetais, fontes naturais de animais e minerais, quando preparados, podem ajudar na cura.

Hoje, os óleos são usados em todo o mundo, incluindo em todas as terras da Grã-Bretanha , América e países europeus. Índia , Brasil , Austrália , etc., todos usaram óleos de aromaterapia por séculos e ainda os usam hoje.

Como posso saber mais sobre os tipos de óleos essenciais?

Online você encontrará vários artigos, que irão informá-lo sobre a história da aromaterapia, os tipos de óleos disponíveis, etc.

Por exemplo, Curry Leaf é um óleo essencial da aromaterapia, cujo nome botânico é Murraya Koenigi. O óleo foi extraído das folhas das plantas por um processo de vapor. Folha de Curry derivada da Índia e extraída das árvores de curry. A árvore do curry é uma árvore espessa que cresce em todas as terras da Índia .

A árvore produz folhas amareladas claras. Atualmente, no entanto, Curry Leaf não tem documentação disponível para apoiar seu uso comum. No entanto, Curry Leaf tem sido utilizado para lutar contra a queda de cabelo, diabetes e como um agente para restaurar a pigmentação da pele.

Os óleos estão disponíveis em aromas ou sabores médios, bem como em aromas fortes. Os óleos são doces e picantes com um toque de amargor.

Cypress Australian Blue é um óleo essencial. O nome botânico dos óleos é conhecido como Callitris Intra-tropica.

Os óleos foram extraídos de agulhas e galhos de plantas e processados a vapor. Cipreste derivado da Austrália e extraído dos ciprestes tropicais da Austrália .

O cipreste é uma conífera de árvores perenes, que cresce nas terras nativas da Eurásia, América do Norte , etc., e é composta de madeiras nobres e folhas verdes escuras. As folhas parecem escamas.

Os ciprestes também são chamados de Cupressus. Os óleos de cipreste são comumente usados para tratar doenças de pele, etc. Os óleos podem ser usados para suavizar e hidratar a pele.

Além disso, o Cypress tem sido utilizado para relaxar a mente, ao mesmo tempo que age como um sedativo. Você pode encontrar óleos de cipreste em sabores médios. Os óleos irão se misturar com os aromas de Lemon Tea Tree e Myrtle Lemon.

Da mesma forma, os óleos irão se misturar com óleos de lavanda, gerânio, pinho, sândalo, zimbro, jasmim, rosa, manjerona, tangerina, clary sage, aromas de laranja, etc.

Os óleos de café são usados para promover a consciência ou estado de alerta. Os aromas são semelhantes aos do café fresco. Os óleos de café funcionam melhor como isolados. Os óleos são utilizados como desodorizantes, onde os aromas são queimados.

Os óleos do café atuam como antioxidantes, ajudando no combate à depressão, náuseas, febres, problemas respiratórios e picadas de abelha.

Chilly Seed é um óleo essencial derivado do México . O nome botânico dos óleos é Capsicum Annum. Os óleos foram extraídos de sementes de plantas por meio de um processo de destilação a vapor.

Os óleos são utilizados como analgésico, que funciona como antiinflamatório, além de auxiliar no sistema digestivo.

20.   RELAXE COM AROMATERAPIA

Aromaterapia consiste em óleos perfumados ou óleos essenciais, que as pessoas queimam, usam como decoração, etc. Diz-se que os óleos têm agentes curativos, que vêm de fontes naturais.

A maior parte dos óleos são extraídos de plantas, escovas, árvores, etc. Os agentes naturais auxiliam a acalmar o corpo e a mente, ajudando a ambos no relaxamento. Óleos essenciais e óleos perfumados têm sido utilizados há milhares de anos por membros estrangeiros.

Os egípcios usavam os óleos em massagens e terapias medicinais, e as pessoas nas terras também usavam os óleos como embalsamamento.

Ao longo dos anos, muitas outras áreas da França também encontraram o uso da aromaterapia. Cada década que se passava trouxe novas ideias quando novas descobertas entraram em foco. Os óleos são testados intermitentemente há séculos. Hoje, a aromaterapia é usada como um remédio curativo. Ainda assim, poucos médicos recomendam o uso de óleos perfumados para curar o corpo e a mente. Os óleos vêm em aromas suaves, médios e fortes. Poucos óleos funcionam como autônomos para ajudar na cura, enquanto outros óleos se misturam com vários óleos perfumados para melhorar a cura.

Os óleos mais fortes são ideais para quem sofre de doenças crônicas. Os óleos leves e médios funcionam melhor para aliviar os sintomas menores, estresse, etc. Os óleos de aromaterapia têm seu próprio design e atuam de várias maneiras para ajudar na cura do corpo e da mente de uma variedade de problemas de saúde.

O bem-estar emocional e mental é a determinação reivindicada de óleos aromáticos e essenciais. Ou seja, os óleos afirmam curar as emoções e as respostas mentais, para que o corpo possa funcionar bem.

Como escolho os óleos de aromaterapia?

Saber o que os óleos podem fazer é o começo de decidir quais óleos funcionam melhor para você.

O que você deseja que os óleos realizem? Você está procurando óleos que estimulem o romance? Você quer óleos que curam? Ter uma ideia de quais são suas intenções é um ótimo começo para encontrar os óleos de aromaterapia mais adequados para você.

Ter uma ideia geral dos tipos de óleos disponíveis também pode ajudá-lo a fazer uma escolha.

Poucos óleos disponíveis incluem óleos essenciais de cominho. O nome botânico dos óleos é Cuminum Cyminum. Os óleos eram extraídos com o uso de vapor de sementes de plantas, oriundas do Egito .

Os óleos de cominho são aromas médios, usados como antissépticos, antioxidantes, antiespasmódicos e também antitóxicos.

Os óleos funcionam como um afrodisíaco para definir o clima romântico também. Além disso, os óleos atuam no combate a problemas bactericidas, depurativos, carminativos, digestivos, etc. Você pode usar óleos de cominho para aliviar os sintomas da osteoartrite, dores musculares, distensão abdominal, indigestão, dores de cabeça, exaustão nervosa, enxaquecas, etc.

Você pode comprar óleos de cominho em aromas suaves ou médios, que os óleos misturam com óleos de camomila, raiz de angélica, alecrim, sabores orientais, lavanda e cominho.

Outro dos óleos de aromaterapia é o óleo francês Cypress, que é um óleo essencial. Os óleos botânicos conhecidos como Cupressus Sempervirens eram extraídos a vapor das agulhas e ramos das plantas. O cipreste é originário da Austrália e é usado no combate às veias varicosas.

Além disso, os óleos Cypress French são utilizados para aliviar hemorróidas, transpiração nos pés, pele oleosa, menorragia, reumatismo, etc. Os óleos também ajudam no cuidado da pele e no alívio do estresse.

Óleos franceses de cipreste se misturam com aromas de limão, zimbro, laranja, pinho, tangerina, alecrim, lavanda, zimbro, etc. De acordo com as lendas, a estaca na qual Jesus Cristo foi aniquilado era feita de madeira de cipreste, que é uma representação da morte .

Óleos adicionais disponíveis para você são Casca e Folha de Canela, Citral, Clary Sage, Citronela e Citronela de Java, Clementina, Café, Clove Bud and Leaf, Cognac, Cypress Australian Blue, Curry Leaf, Copaiba Balsam,

Cominho, Coentro, Curcuma, etc. Agora podemos aprender mais alguns detalhes relacionados à aromaterapia.

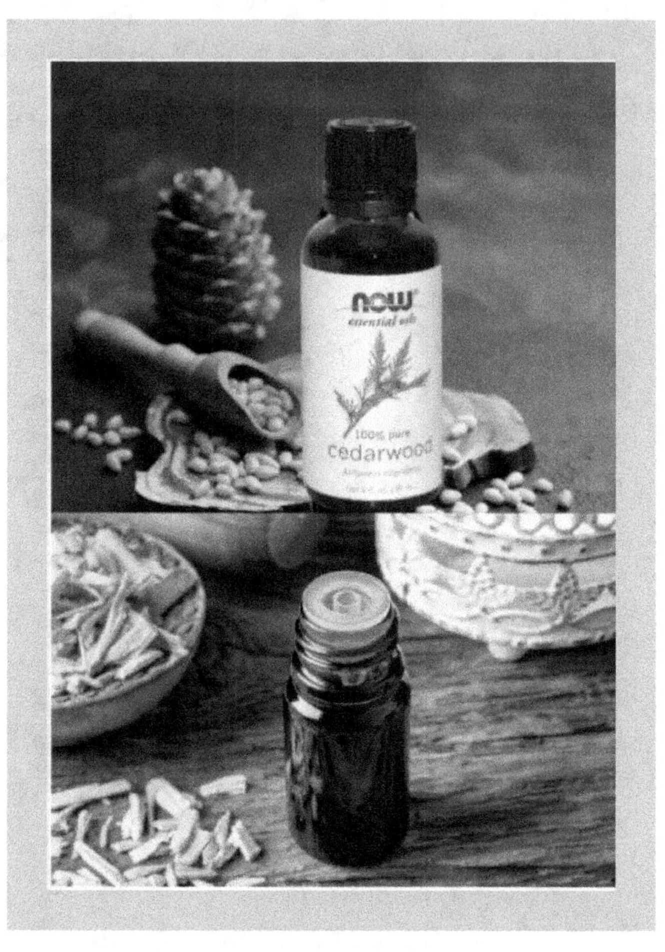

Óleo Essencial Cedro (cedarwood) Now Food - 30ml

Link >>> https://amzn.to/3IHTiwW

21.　DETALHES DE AROMATERAPIA

De acordo com análises, o mercado está saturado com uma variedade de óleos de madeira de cedro, bem como com óleo de Atlas.

Muitos dos óleos de cedro auxiliam no alívio da celulite, acne, bronquite, artrite, ansiedade, catarro, caspa, eczema, cistite, pele oleosa, infecções fúngicas, dermatite, reumatismo, úlceras, estresse, irritações na pele, queda de cabelo, etc. Cedarwood Himalayan é um óleo essencial, que oferece o mais alto calibre na promoção das necessidades espirituais.

A Semente de Groselha Negra é um óleo essencial cujo nome latino é RIBES NIGRUM. Os óleos foram extraídos por meio de um procedimento de prensa a frio das sementes das plantas.

A raiz deste óleo vem dos Estados Unidos da América . Black Currant é uma pequena uva seca, cuja uva sem sementes veio originalmente das áreas do Mediterrâneo. Os óleos são usados na culinária. As pequenas plantas cultivam arbustos de frutas.

Os arbustos decíduos são cultivados em áreas temperadas e às vezes são chamados de RIBES. Os óleos de groselha preta são usados para tratar ácidos linoléicos, reduzindo prostoglândulas e corrigir a deficiência na produção de ácido.

Os resultados de sua ação funcionam para aumentar o fluxo sanguíneo, reduzir a coagulação e a inflamação: os óleos também ajudam no combate ao diabetes mellitus, esclerose múltipla, aterosclerose, eczema, sintomas de TPM e assim por diante.

A groselha preta também é um aditivo em cosméticos e produtos para a pele específicos. Groselha preta combina com baunilha, alecrim, jasmim, pau-rosa, palmarosa, lavanda, rosa, eucalipto, árvore do chá, lima e limão.

Da mesma forma, os óleos de semente de groselha preta se misturam com a bergamota. Black Currant é às vezes conhecido como Quinsy Berry .

Os óleos de alcatrão de bétula têm um nome latino conhecido como Betula Alba. Os óleos são extraídos da casca e processados por destilação a vapor. A origem dos óleos de Birch Tar é o Japão . As árvores são árvores altas com cascas descascadas e crescem no hemisfério norte.

As cascas finas, de papel e descascadas, produzem galhos marrom-escuros. Os óleos são comumente usados como pomadas. A pomada atua no tratamento da psoríase,

117

uma variedade de infecções de pele, eczema, etc. Você também pode usar os óleos para combater os mosquitos.

Existem remédios farmacêuticos que incluem óleos de alcatrão de bétula, que são usados para tratar doenças dermatológicas. O óleo de aroma médio se mistura com alecrim, jasmim, cananga, sândalo e benjoim.

O nome latino dos óleos doces de bétula é Betula Lenta. Os óleos são extraídos da casca da planta, que é processada por destilação a vapor. A origem do Birch Sweet é a Rússia . Birch Sweet é uma árvore mais alta com casca também. As árvores crescem nas regiões do Norte.

Também a Birch Sweet é cultivada no sudeste da América, regiões do sul do Canadá , e atualmente as árvores são cultivadas na Europa Oriental, assim como na Rússia .

Os óleos produzidos são de cor clara. Os óleos doces de bétula são óleos essenciais usados como agentes antiinflamatórios, analgésicos, antipréticos, anti-sépticos, etc. O óleo provou funcionar de forma eficiente como óleo de massagem, que alivia entorses, dores musculares, articulações doloridas, etc. com copaíba, cedro, sândalo, abeto, jacarandá, bálsamo de abeto, bálsamo do Peru , madeira de pormou, etc.

O óleo produz um aroma doce de menta.

A cânfora é outro dos óleos essenciais da aromaterapia. O óleo foi extraído por destilação a vapor. O óleo vem de madeira vegetal e é processado a partir de tocos de raízes, madeiras lascadas, galhos, etc. A China é a origem da cânfora, cujo composto de base química tem uma propriedade anti-séptica. O cheiro forte é usado em cremes médicos, que alivia a coceira. Além disso, a madeira vegetal é usada para fazer plástico, celulóide e explosivos.

A cânfora é utilizada como um agente antiinflamatório, anti-séptico, etc. Os óleos atuam no tratamento de problemas cardíacos, diuréticos, carminativos ou cólicas, febrífugas, laxantes, etc. A cânfora também é usada como inseticida, estimulante, etc.

O óleo ajuda a aliviar o nervosismo, depressão, inflamação, dores e dores, artrite, acne, bronquite, resfriados, gripes, febres, tosse, etc.

O óleo forte e perfumado se mistura com Poejo, Camomila, Cajuput, Manjericão, Melissa, Alecrim e Lavanda. Os óleos de cominho também se misturam com a cânfora. A cânfora foi utilizada para combater as pragas da Pérsia . Além disso, o Irã ou a Pérsia usaram a cânfora como embalsamador.

A China utilizou a madeira para construir uma variedade de suas propriedades. A escolha da aromaterapia requer pesquisa.

22.　ESCOLHENDO AROMATERAPIA

A escolha da aromaterapia às vezes é difícil, pois há uma grande variedade disponível no mercado, cada um cumprindo sua função. Um dos óleos de escolha é Ocimum Basilicum. Os óleos de manjericão doce são outra escolha de tratamentos de aromaterapia disponíveis.

Os óleos fornecem um aroma picante, que é semelhante, segundo as avaliações, ao molho de massa. O aroma dos óleos é distinto que os fornecedores decidiram classificar os óleos, listando-os por seus aromas aromáticos.

Em outras palavras, os óleos são separados dos óleos botânicos de aromaterapia. Os cheiros frescos entregam um leve aroma de fruta picante com um toque de balsâmico. Aromas de erva-doce são um tom desses óleos.

Os óleos ajudam, dando a quem cheira os aromas uma sensação de aquecimento. Além disso, os óleos tonificam o seu humor, enquanto restauram a sua paz de espírito.

Os óleos ajudam no combate à depressão. Além disso, esses óleos elevam, clarificam e energizam seu corpo e mente.

Os óleos se misturam com sálvia, lavanda, bergamota, tomilho, madeira de cedro, óleos de hissopo e óleos de gerânio.

Os óleos irão limpar sua mente, bem como aliviar os sintomas de fadiga. Os óleos são utilizados para uso externo e recomenda-se que sejam diluídos antes de serem aplicados na pele.

Os óleos de manjericão são utilizados para aliviar bronquite, dores, resfriados, dores de parto, congestão, fadiga, resfriados, depressão, histeria, picadas de insetos, herpes, dores de cabeça, gripe, etc. Além disso, os óleos de manjericão funcionam aumentando a consciência, concentração, confiança, etc.

Você pode usar óleos de manjericão para combater indigestão, insônia, sintomas de TPM, exaustão mental, enxaquecas, náuseas, fadiga física e mental, estresse, nervosismo, reumatismo, herpes zoster, problemas nos seios da face, músculos doloridos, etc. auxilia na redução da indecisão, promovendo ou estimulando seu mental.

Você pode usar óleos de manjericão para combater pensamentos negativos, tristeza e estimular a adrenalina. Os óleos reduzem o estresse ao elevar seu ser emocional, mental e físico.

A bergamota é um dos óleos de aromaterapia disponíveis online. O nome botânico em latim para bergamota é Citrus Bergamia. Os óleos são extraídos por meio de um processo de prensagem a frio, proveniente de cascas de frutas em bruto. As plantas são originárias da Itália .

Bergamota é uma árvore cítrica asiática espinhosa. A árvore dá frutos azedos em forma de pera. Os óleos provenientes da árvore da bergamota são uma fragrância verde-amarelada ao longo da linha do óleo essencial, cujos óleos são extraídos da casca da fruta.

A bergamota também é usada para fazer perfumes. Além disso, a bergamota é semelhante às plantas de hortelã do Mediterrâneo. A fonte das plantas é semelhante aos óleos de bergamota, cujo nome latino é Mentha Citrata.

Os óleos de bergamota são comumente usados para tratar depressão, ansiedade, estresse, histeria, medo e uma variedade de infecções de pele. Além disso, os óleos de bergamota tratam psoríase, anorexia, eczema, etc. Misturas de bergamota com sálvia, pimenta-do-reino, olíbano, jasmim, cipreste, alecrim, óleos de Ylang, gerânio, tangerina, sândalo, noz-moscada e óleos de Vetiver.

Os óleos de bergamota oferecem um aroma cítrico, que aquece e tem um cheiro doce. A bergamota contém um agente que pode causar queimaduras graves, especialmente se os óleos forem aplicados em peles sensíveis.

Cedarwood Himalayan é um óleo essencial de aromaterapia. Seu nome latino é Cedarus Deodora. Cedarwood Himalayan foi extraído através de um processo de destilação a vapor, cujos óleos vêm da madeira. A madeira é encontrada no Himalaia, localizado na Índia .

O óleo é feito em uma cor amarelada pálida, que o óleo é usado como um anti-séptico. Além disso, Cedarwood é usado como uma formiga putrescente, etc.

Este óleo também é usado como afrodisíaco, anti-seborréico, adstringente, fungicida, etc. Parece que este óleo combina para ajudar em uma variedade de problemas de saúde e problemas mentais, respectivamente . Além disso, os óleos são usados para desencadear climas românticos.

O aroma forte combina com óleos cítricos, alecrim, eucalipto e óleos de camomila. A aromaterapia é uma forma terapêutica de curar o corpo e a mente.

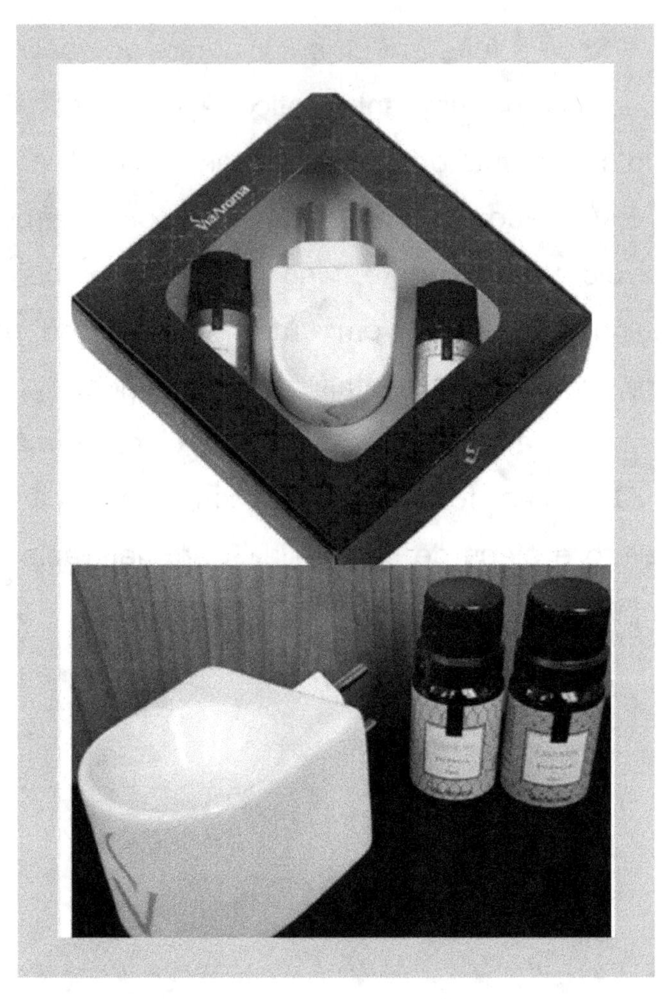

KIT PRESENTE AROMATIZADOR ELETRICO ORIGINAL - BAMBOO E LAVANDA

Link >>> https://amzn.to/3dvtMlh

23.   CURANDO O CORPO E A MENTE

A aromaterapia é composta por óleos essenciais e perfumados. Os óleos são projetados para ajudar a aliviar o estresse. Da mesma forma, os óleos são usados para curar o corpo e a mente de doenças, que as fragrâncias trabalham para aliviar a pressão enquanto curam a alma.

Os óleos essenciais da aromaterapia são óleos feitos de árvores naturais, raízes, plantas, etc. Os óleos destinam-se a restabelecer ou preservar a saúde geral. Os óleos essenciais vêm em uma variedade de fragrâncias. Os óleos de aromaterapia trabalham para oferecer serenidade ao corpo, enquanto mimam a alma.

O corpo e a mente se sentirão revigorados de acordo com as reivindicações, após usar óleos de aromaterapia específicos. A aromaterapia é um esquema de tratamento à base de óleos vegetais, extraídos das plantas, com o objetivo de aliviar distúrbios psicológicos e físicos. Os óleos são usados como inalantes ou terapia de massagem. Além disso, você pode usar óleos de aromaterapia como decoração, purificadores, etc.

Cassia é um dos óleos essenciais da aromaterapia. O nome botânico dos óleos é pronunciado como CINNAMOMUM Cassia. Os óleos eram extraídos por método de vapor, proveniente das folhas das plantas.

O petróleo é originário do Vietnã . Cassia é uma árvore, cuja casca é perfumada com folha perene. A casca aromática da árvore asiática auxilia na produção de óleos de Cássia.

O nome CINNAMOMUM Cassia é um nome baseado no latim. A cássia é um óleo castanho escuro, comumente usado como tônico, estimulante e / ou carminativo.

O carminativo ajuda a aliviar os sintomas de flatulência, como cólicas. Os óleos expelem gases do canal alimentar. Da mesma forma, os óleos de Cassia são usados como auxiliar para náuseas, diarreia, etc.

Os óleos foram estudados por laboratórios do Japão e da China , cujos resultados mostraram que Cassia também pode ser usado como sedativo, além de tratar a hipertensão. Os óleos também reduzem as febres e funcionam como um anti-séptico. A

lém disso, o óleo de cássia pode combater fungos, bactérias, reumatismo, resfriados, artrite, febres, gripe, etc. Os aromas fortes funcionam bem com óleos de gengibre, benjoim e olíbano, coentro, toranja, cravo, tomilho, alecrim e lavanda.

Os óleos de Cássia também são chamados de "Canela Bastarda", assim como Canela Chinesa. Cassia foi usada na China por milhares de anos como medicamento.

O primeiro uso conhecido de Cassia foi em 200 DC, ou 200 DC. Isso foi na época da Dinastia Han.

O óleo tem efeitos colaterais, que incluem irritabilidade da membrana mucosa. Sensibilizador dérmico e irritabilidade dérmica são outro efeito colateral. Além disso, é recomendável que mulheres grávidas evitem usar óleos de cássia.

Os óleos essenciais de manjericão são outra linha da aromaterapia, que as grávidas também devem evitar. O nome botânico de Basílio é OCIMUM BASLICUM, que deriva do latim.

O óleo foi extraído por destilação a vapor das folhas e flores das plantas. O manjericão é originário da Itália , mas os óleos têm sido usados em várias áreas.

O manjericão é uma planta aromática, também conhecida como erva, alecrim, salva, tomilho ou salsa. Óleos de manjericão são usados para fortalecer a empatia, mas também é usado como um analgésico sinusal. O manjericão às vezes é usado para curar problemas digestivos, bem como estimular o sistema circulatório. Além disso, o manjericão é usado para curar complicações respiratórias.

O forte aroma combina com Clary Sage, Juniper, Clove Bud, Eucalyptus, Bergamota, Rosemary, Lemon, Lime e Neroli. Basil é intitulado o Remédio Real pelos gregos. Às vezes, os gregos chamam Basílio de rei. Índios, áreas mediterrâneas e Ásia adoram esta solução de aromaterapia.

Online você pode encontrar uma grande variedade de óleos de aromaterapia. Os óleos incluem Laranja de Sangue, Café, Bergamota, Semente Fria, Semente de Cenoura, Semente de Aipo, Folha de Canela e Casca de Canela, etc.

Nas mesmas áreas você encontrará uma breve história disponível para você, que pode usar para selecionar a melhor aromaterapia tratamento.

24.   AROMATERAPIA CURA VOCÊ

A aromaterapia tem sido amplamente difundida ao longo do século como um remédio que acalma a mente e o corpo. As preparações são reivindicadas para atenuar os sintomas provenientes de uma variedade de doenças mentais e físicas.

Além disso, afirma-se que os remédios reduzem o estresse, a ansiedade, a tensão nervosa e os sintomas relacionados. Ao longo dos anos, muitas pessoas utilizaram a aromaterapia, incluindo nativos franceses, egípcios, alemães, brasileiros, europeus, indianos, canadenses, americanos, pessoas nas terras mediterrâneas e assim por diante. Os óleos incluem os óleos perfumados e essenciais.

Online você pode encontrar uma variedade de óleos, incluindo manjericão, cedro, semente de aipo, semente de cenoura, óleos de bluegrass africano, bergamota, broto de cravo e óleos de folha e assim por diante.

Cada um dos óleos tem a intenção de curar terapeuticamente o corpo e a mente. Antes de usar óleos de aromaterapia, certifique-se de ler todas as instruções disponíveis. Alguns dos óleos podem incluir efeitos colaterais.

Como escolho os óleos de aromaterapia? Todos são diferentes. Fazer sua escolha depende de você e do que você está procurando realizar. Você pode fazer algumas perguntas para ajudá-lo a tomar uma decisão.

Questões:

Eu quero óleos de aromaterapia para acender o romance?

Posso me beneficiar do uso da aromaterapia como um calmante?

Tenho alguma doença mental ou física que a aromaterapia pode ler para aliviar meus sintomas?

Minhas intenções são para refrescar meu carro ou casa?

Posso usar aromas e fragrâncias de aromaterapia como decoração?

E os perfumes?

Como você pode ver, a aromaterapia é usada de várias maneiras. Depende de você para que deseja usar os óleos; no entanto, se respondeu sim a alguma ou a todas as perguntas acima, considere a Bergamota, o Manjericão, o Jasmim e assim por diante.

Se você está pensando em aromaterapia para fins decorativos, pode combinar óleos com a seleção de potes e garrafas. Na linha de aromáticos você encontrará garrafas de vidro, potes de plástico, garrafas em formato Boston , vasilhas de aço, potes de acrílico e assim por diante. Você também pode encontrar uma variedade de tampas e tops.

Os frascos âmbar são ideais para complementar os óleos terapêuticos aromáticos. Você também pode encontrar revendedores on-line que irão personalizar as garrafas e potes de acordo com sua preferência. Você encontrará uma variedade de tamanhos, cores; designs etc na linha de garrafas e jarras também.

As cores variam de azul cobalto, âmbar, cores claras, potes foscos, verdes escuros, preto, etc. Desenhos exclusivos, modernos e descolados também estão disponíveis.

Se você está procurando um pouco de romance, ou seja, para despertar o romance, teste a linha de jasmim, bem como bergamota. A bergamota também atua como um curador do corpo e da mente, o que inclui um afasíaco.

Aditivos de sabonete, sabonete e extratos botânicos, bem como fragrâncias e óleos essenciais também estão disponíveis. Os sabonetes ou aditivos são fórmulas hidratantes altamente recomendadas e não são coloridos artificialmente. Os produtos foram testados em animais e incorporam cem por cento vegetais feitos. Além disso, os produtos são biodegradáveis, não amarelam e apresentam uma clareza excelente.

Você pode encontrar uma boa linha de produtos claros, espumas de manteiga de banho, leite de cabra, produtos concentrados brancos, líquidos cristalinos e orgânicos líquidos, cristal líquido suspenso, orgânicos, azeitona, manteiga de karité, soja, óleos sem SLS e muito mais online.

Os óleos essenciais de benjoim são comumente usados como um anti-séptico, agente antiinflamatório, antidepressivo, desodorante, analgésico de cólicas e sintomas relacionados, etc. O benjoim também é usado como perfume.

Os óleos ajudam no tratamento de tosse, resfriados, bronquite, acne, feridas, tecido cicatricial, psoríase, eczema, artrite, reumatismo, úlceras na boca, dores musculares, etc. Você pode usar os óleos como um ativador de circulação, alivia o estresse, para reduzir a tensão , e assim por diante.

Uma seleção de outros óleos e produtos de aromaterapia está disponível para você tomar, mas cabe a você fazer a escolha certa quanto aos óleos mais adequados para suas necessidades. Em toda a aromaterapia é uma solução curativa.

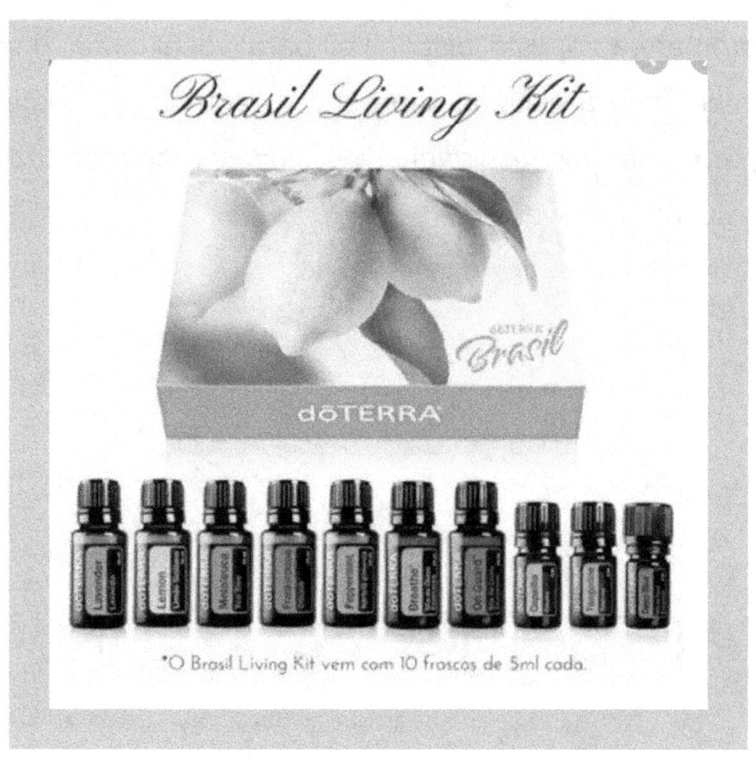

Kit living Brasil com 10 óleos essenciais 5ml doTERRA Origina link >>> https://amzn.to/3k3x0VQ

25.   AROMATERAPIA, SOLUÇÕES DE CURA

Cyproil é um dos óleos essenciais disponíveis online que funciona como uma solução de aromaterapia. Os óleos botânicos conhecidos como Cyperus Scarious foram extraídos através de um processo de vapor das flores.

O óleo brasileiro é uma planta gramínea, que possui flores delicadas e perfumadas. Os óleos são âmbar escuro e às vezes castanho claro. Cyproil é comumente usados em perfumes compostos, sabonetes, incenso e remédios. Você também pode usar o óleo como repelente de insetos.

Os óleos aromáticos naturais misturam-se com patchuli, bergamota, ládano e sálvia.

Óleos franceses de cipreste, às vezes chamados de Cupressus Semperiviren. Os óleos vêm de agulhas e galhos de plantas e são extraídos por um processo de vapor.

Os óleos australianos são amarelados claros e são comumente usados para combater a transpiração dos pés, menorragia, hemorróidas, reumatismo, veias varicosas, pele oleosa e tem trabalhado para relaxar a mente e o corpo.

O óleo também é usado para relaxar os nervos e tratar a pele com sua propriedade adstringente. Os óleos de aroma médio funcionam com óleos de erva-doce, bergamota, óleos de grapefruit, lima, limão, alecrim, laranja, zimbro, sálvia, lavanda, pinho e assim por diante.

Os óleos de tangerina funcionam bem com os óleos franceses de cipreste. De acordo com as lendas, os óleos de cipreste derivam da mesma madeira usada como estaca no assassinato de Jesus Cristo.

Cypress Australian Blue é um óleo essencial, também denominado Callitris Intratropica. O óleo vem de agulhas e galhos e é extraído por um processo de vapor.

O óleo é originário da Austrália , cujas árvores pertencem à Conífera Meridional. Os belos óleos azuis são comumente usados para tratar a pele suavizando e hidratando a carne.

Os aromaterapeutas usam este óleo como um agente para acalmar e relaxar os nervos sem sedar o paciente.

Os óleos de concentração média misturam-se com óleos de lavanda, óleos de cedro, Lemon Tea Tree, óleos de pinho, Lemon Myrtle, laranja, óleos de gerânio, sálvia, óleos de rosa, tangerina, cardamomo, óleos de jasmim, óleos de sândalo, zimbro, óleos de manjerona e assim em.

Os óleos de folha de curry estão ao longo da linha de óleos essenciais. Os óleos botânicos chamados Murraya Koenigi são extraídos por meio de vapor e vêm das folhas das plantas. O petróleo baseado na Índia vem de arbustos diminutos da Índia , que crescem no Himalaia, na Birmânia e em todas as áreas orientais.

Os óleos são amarelo-claro e são usados pelos nativos da Índia como remédio culinário.

No entanto, não há informações disponíveis para afirmar o que o óleo de folha de curry faz para curar o corpo e a mente.

Os óleos essenciais de Curcuma vêm do nome latino Curcuma Aromaticum. As sementes das plantas foram extraídas a vapor e a origem das plantas é a Índia . A curcuma é uma planta tropical que vem do açafrão, zeodoário, e é extraída como óleos de aromaterapia. Os óleos são amarelos ou verdes amarelados.

A curcuma é comumente usada para relaxar e equilibrar os nervos. O óleo tem aplicação anti-séptica, além de agentes para curar a pele, inclusive acne. Alega-se que este óleo reduzirá o crescimento dos pelos faciais femininos.

O aroma médio combina com misturas de especiarias, gengibre, óleos Ylang, Clary Sage, etc.

Os óleos essenciais de cominho derivam do nome latino Cuminum Cyminum. Os óleos são extraídos por vapor e vêm de sementes de plantas. O Egito é a origem deste óleo.

Os óleos são encontrados em várias partes das áreas mediterrâneas. As plantas de cominho produzem sementes aromáticas.

As plantas mediterrânicas são um membro da família da cenoura e produzem pequenas flores rosas e brancas. As flores são cultivadas com o propósito específico de extrair suas sementes aromáticas. No entanto, as sementes às vezes são usadas como tempero na culinária.

O uso comum dos óleos trata uma variedade de sintomas, incluindo dores musculares, osteoartrite, distensão abdominal, tensão nervosa, dores de cabeça, problemas digestivos, dispepsia, cólicas e assim por diante. Os óleos têm antissépticos, afrodisíacos, antitóxicos, antiespasmódicos, bactericidas e assim por diante.

O óleo também trata as enxaquecas. O aroma de intensidade média combina com sabores orientais, óleos essenciais, lavanda, camomila, cominho, alecrim, raiz de angélica e assim por diante.

Uma variedade de todos os óleos de aromaterapia estão disponíveis online.

26.   VARIEDADE DE ÓLEOS

O nome latino da raiz de Costus é Sassuriea Costus. Os óleos foram extraídos das raízes das plantas e processados a vapor. Os óleos de base indiana produzem flores negras, das quais as raízes secas das plantas são separadas, amolecidas e embebidas em água morna.

As plantas são então transformadas em raiz de Costus através do processo de destilação a vapor. Os óleos são marrons ou amarelos e o uso comum é para funcionar como antisséptico, antiviral, febrífugo, antiespasmódico, bactericida e assim por diante.

Diz-se que os óleos curam as pessoas que sofrem de hipertensão, ácidos estomacais e assim por diante. Além disso, os óleos de raiz Costus são usados para fazer perfumes e cosméticos. As raízes do Costus também são um ingrediente em refrigerantes e álcool, bem como em alimentos específicos.

Os aromas suaves se misturam com óleos de Ylang, fragrâncias florais, patchouli, óleos orientais e assim por diante. Costus Root, entretanto, é um irritante dérmico, que não é recomendado como aromaterapia.

Óleos essenciais de coentro, também chamados de Corriandrum Sativum, eram extraídos por destilação a vapor de sementes de plantas.

O óleo com base na Rússia produz aroma de sua planta. As plantas são originárias de terras nativas da Ásia e de todas as áreas do Mediterrâneo, e são cultivadas com o propósito de produzir suas folhas aromáticas.

O aroma também é usado na culinária. Os óleos também são chamados de salsa chinesa. Os óleos de coentro são claros ou amarelo-claro e são comumente usados como afrodisíaco, analgésico, desodorante, antiespasmódico e assim por diante.

Os óleos aliviam a fadiga mental, reumatismo, distúrbios nervosos, tensão, enxaquecas, artrite, resfriados, gripes, espasmos musculares e assim por diante.

Os aromas de intensidade média se misturam com óleos de canela, laranja, rosa ou branco, gengibre, limão e assim por diante. As pessoas em todas as terras do Egito usavam o coentro mais como afrodisíaco. A Índia usava os óleos para dar sabor aos alimentos, enquanto os gregos e romanos usavam os óleos para dar sabor ao vinho.

Bálsamo de copaíba é outro dos óleos essenciais conhecido como Copaifera Officinalis. Os óleos foram extraídos por destilação a vapor de plantas de resina bruta.

A copaíba Bálsamo começou no Brasil, mas os óleos agora estão espalhados por todo o país.

Os óleos amarelo-claros são comumente usados para equilibrar, acalmar e elevar a mente e o corpo. Diz-se que os óleos de aromaterapia misturados usados com o bálsamo de copaíba prolongam a vida.

Os óleos de concentração média se misturam com óleos picantes, óleos florais, etc.

O óleo também tem um agente afrodisíaco, que funciona bem com Jasmim, sândalo, rosa, olíbano, baunilha, óleos de Ylang e assim por diante. Os óleos também são usados em colônias, sabonetes, perfumes, detergentes e assim por diante.

Os óleos de cravo-da-índia também chamados de Syzgium Aromaticum, vieram da Índia. Os óleos foram extraídos por métodos de destilação a vapor de botões de plantas.

As especiarias aromáticas apresentam um forte aroma aromático, que foram destiladas dos botões de flores secos dos cravos-da-índia tropicais e usadas como condimento para alimentos doces e picantes. As árvores perenes vêm da família da murta e das Molucas nativas. Além disso, os botões são cultivados em várias regiões tropicais.

Os óleos amarelo-dourado claro são comumente usados como um tratamento para dores leves, como dores de dente etc. Os óleos também ajudam a combater resfriados e gripes.

Os aromas são médios e fortes e combinam com óleos picantes, hortelã-pimenta, toranja, citronela, alecrim, rosa, óleos de laranja e óleos de limão.

A clementina é um óleo essencial às vezes conhecido como Citrus Nobilis. Os óleos foram extraídos de cascas brutas de plantas e por meio de um procedimento de prensagem a frio. A planta é originária da Itália .

Os óleos amarelo claro são comumente usados para revitalizar a alma, enquanto equilibra o sono. Os insones podem se beneficiar com o uso desse óleo.

O óleo de concentração média combina com aromas florais e cítricos da família.

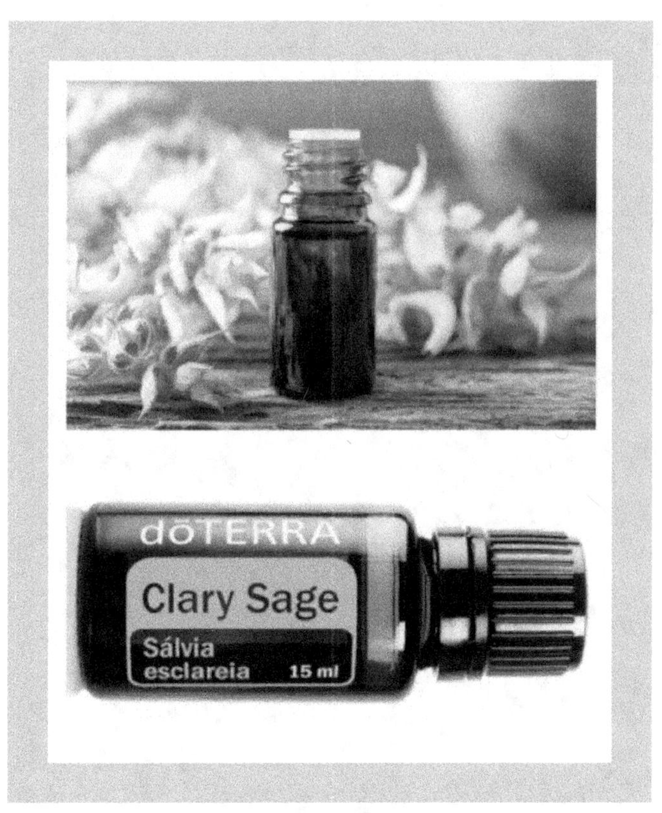

Óleo essencial Clary Sage Sálvia Esclareia doTERRA 15 ML Original link >>> https://amzn.to/353M3IS

27.   MISTURAS DE AROMATERAPIA

Os óleos botânicos incluem Salvia Sclarea, também conhecida como Clary Sage. O óleo foi extraído por um processo de destilação a vapor, extraído das flores e folhas das plantas. As plantas com base na Bulgária são ervas com folhas parecidas com pelos e são grandes na forma. Os óleos extraídos das plantas são amarelo-ouro claro.

O óleo é comumente usado como aromaterapia, inclusive usado como antidepressivo, sedativo, antiespasmódico, tônico, desodorante, curador de hipertensão e assim por diante. O óleo também é conhecido por ajudar a aliviar os sintomas da asma e espasmos.

O óleo com aroma médio ou forte se mistura com uma variedade de óleos essenciais, incluindo óleos alemães, bergamota, romanos, camomila, cedro, neroli, jasmim, pau-rosa, lavanda, laranja, gerânio, sândalo, óleos de Ylang e assim por diante.

Os óleos de citronela Java, também chamados de Cymbopogon Winterianus, vêm das plantas de goma e são destilados a vapor, extraídos das plantas. O início da citronela chega ao Sri Lanka .

O capim-limão aromático é um verde-azulado tropical asiático, folha aromática-limão e contém óleos aromáticos. Os óleos são usados em perfumes e como repelente de insetos. Os óleos são marrom-amarelados e são usados como aromaterapia.

Os óleos incluem antissépticos, inseticidas, desodorantes, tônicos e parasitas. Usado com sabores de madeira de cedro, o óleo pode funcionar bem como repelente de insetos.

Os óleos também são usados para fazer velas, sabonetes, etc. Você pode usar os óleos para combater gripes e cols, bem como cabelos / pele oleosa e transpiração.

Os aromas médios misturam-se com uma variedade de óleos, incluindo óleos de pinho, bergamota, lavanda, laranja amarga, laranja, madeira de cedro, limão e gerânio. Ainda assim, é um repelente de insetos predominante.

Outro dos óleos botânicos disponíveis são os essenciais Citral. O óleo era extraído pelo processo de destilação a vapor, proveniente de caules e raízes de plantas. A China é o começo, mas a China está longe do fim dessas raízes de óleos. Os óleos são amarelo-claros e comumente usados como anti-séptico, revigorante, antidepressivo e curam os nervos e aliviam dores e dores.

O óleo produz um forte aroma de limão, bem como um aroma herbáceo. Os óleos tratam odores e coceira nos pés de atleta, acne, sarna, pele oleosa e ajudam a reduzir o estresse.

A aromaterapia botânica Chilly Seed óleos foram destilados a partir de vapor e sementes de plantas. Os óleos baseados no México também vêm de fábricas na América do Sul e América Central .

Os ricos óleos de laranja avermelhada são comumente usados em aromaterapia, pois têm um agente analgésico, antiinflamatório e um auxiliar do sistema digestivo. Os cheiros fortes não se misturam com outros óleos.

Quando você estiver procurando por óleos de aromaterapia, é melhor fazer compras online. Comprar online oferece vantagens, incluindo suporte ao vivo.

Em outras palavras, você pode encontrar o Suporte por chat ao vivo online para ajudá-lo a encontrar óleos que podem não estar listados na série de artigos. Pensei em acrescentar isso para dar a você um resumo de como fazer compras online pode trazer uma variedade de benefícios.

Continuando, os óleos essenciais de Chenopodium foram extraídos dos frutos e folhas das plantas e destilados por meio do uso de vapor. Os óleos com base na Rússia são comumente usados em uma variedade de problemas. O

s óleos funcionam para remover lombrigas, Ascaride, bem como para tratar diuréticos. O cheiro forte não se mistura com outros óleos. Os óleos às vezes são chamados de óleos de semente de minhoca americanos.

Choulmogra é outro dos óleos essenciais utilizados no tratamento de reumatismo, doenças de pele, eczema, escrófula, hematomas, feridas, entorses, lepra e assim por diante.

O óleo é derivado da Índia, mas atualmente é utilizado em todo o mundo.

Para obter informações adicionais sobre aromaterapia e óleos essenciais, acesse a Internet, onde você encontrará uma variedade de informações úteis.

A aromaterapia também possui uma linha de extratos.

28.   EXTRATOS BOTÂNICOS

Os extratos botânicos da linha de produtos de aromaterapia são 100% naturais. Os extratos energizados são ideais para uso como higiene e para tratar cabelo e pele.

Os extratos compõem células da biologia, que servem como finalidade estruturante. Os extratos compõem sais orgânicos, gorduras, aminoácidos, minerais e óleos.

Os extratos incluem pepino, grama de cevada, extratos de chá verde, camomila, folha de lótus, St. John , Ginseng e assim por diante. Misturas adicionais incluem Cogumelo Reishi, Salgueiro Branco, Raiz de Genciana, Boldo, Semente de Guaraná e assim por diante.

Online você encontrará uma variedade de extratos, óleos essenciais, óleos perfumados, fragrâncias e muito mais ao longo da linha de produtos de aromaterapia.

A aromaterapia tem uma longa linha de óleos essenciais, mas nem todos os óleos listados são soluções de aromaterapia.

Alguns dos óleos incluem absinto, ajowan, bluegrass africano, anethi, raiz de angélica, estrela de anis, artemísia armoise, arborvitae selvagem, assa-fétida, manjericão, pincel australiano de bálsamo de hortelã, louro, bergamota, louro, folha de Betal, laranja sanguínea, semente de groselha negra , Cajeput, Cade e assim por diante. Os óleos funcionam de várias maneiras para acalmar e curar o corpo e a mente.

A laranja sanguínea é um óleo essencial que vem da família dos cítricos. O óleo foi extraído por um método de prensa a frio. Os óleos vêm de cascas de frutas de plantas brutas e são originários da Itália .

Os óleos de laranja profunda são comumente usados como aromaterapia, no alívio de uma variedade de doenças.

Os óleos incluem um antiespasmódico, antidepressivo, desodorante, afrodisíaco, quente, estimulantes nervosos, estimulantes digestivos, cardíacos e circulatórios, bem como auxiliares carminativos. Os óleos de aroma médio se misturam com mirra, noz-moscada, limão, lavanda, cravo, sálvia, canela, etc.

A laranja sanguínea é às vezes chamada de laranja maltesa. Os nativos espanhóis continuam a chamar os óleos de Naranja.

Ajowan, outro dos óleos essenciais da aromaterapia, provém de ervas e é extraído de um método de destilação a vapor. O ponto de partida dos óleos de ajowan vêm da Índia . Os óleos Ajowan são amarelos claros, marrons.

Os óleos Ajowan são básicos para motivar o corpo e a mente. Da mesma forma, ajowan é explorado como um remédio antiespasmódico. O óleo de ajowan de adição AS tem organismos microscópicos, além de propriedades, que ajudam no combate a dores de barriga, cólicas, azia ou sintomas de cólica relacionados.

Ajowan tem um cheiro forte que se mistura com a salva, a salsa e as plantas aromáticas conhecidas como tomilhos.

Os óleos de camomila romanos são derivados da Hungria e são processados por destilação a vapor, onde os óleos são extraídos das plantas com cabeça de flor.

Os óleos amarelos são comumente usados como ingrediente em medicamentos fitoterápicos. Os óleos são úteis no tratamento de insônia, dores e desconfortos musculares e articulares, TPM, etc.

Os aromas fortes ajudam como relaxantes, sedativos e desinfetantes. O óleo se mistura com lavanda, olíbano, gerânio, pau-rosa, rosa, sálvia, manjerona, óleos de Ylang, madeira de cedro e assim por diante.

Os óleos de bálsamos australianos ajudam a aliviar dores de cabeça, resfriados, dores de barriga, incluindo sintomas de cólica e assim por diante.

O nome latino do óleo é Prostandthera Melissifolia. Como muitos outros óleos da aromaterapia, as plantas foram extraídas por um processo de vapor.

O óleo inclui uma solução antibacteriana. Os óleos também possuem agentes antifúngicos.

Os óleos essenciais de louro vêm das folhas de determinadas plantas e são destilados no vapor. As plantas são originárias da Índia Ocidental . As plantas também são cultivadas na Guiana e na Venezuela .

Os óleos amarelos dourados produzidos a partir das plantas da baía ajudam como anti-séptico, adstringente, antibiótico, analgésico, aperitivo, antineurálgico e assim por diante.

Você pode usar óleo para aliviar sintomas de reumatismo, neuralgia, desconfortos circulatórios, gripes, resfriados, dores musculares, infecções de pele, infecções dentais e diarréia.

Os óleos fortes se misturam com zimbro, madeira de cedro, gengibre, óleos de Ylang, gerânio, alecrim, rosa, aromas de laranja, limão, eucalipto, tomilho, coentro, etc.

Os aromas adocicados simbolizam paz, sabedoria e segurança. Os óleos de louro também são usados para fazer licores de rum. Usar a aromaterapia na cura está se tornando uma ação enorme.

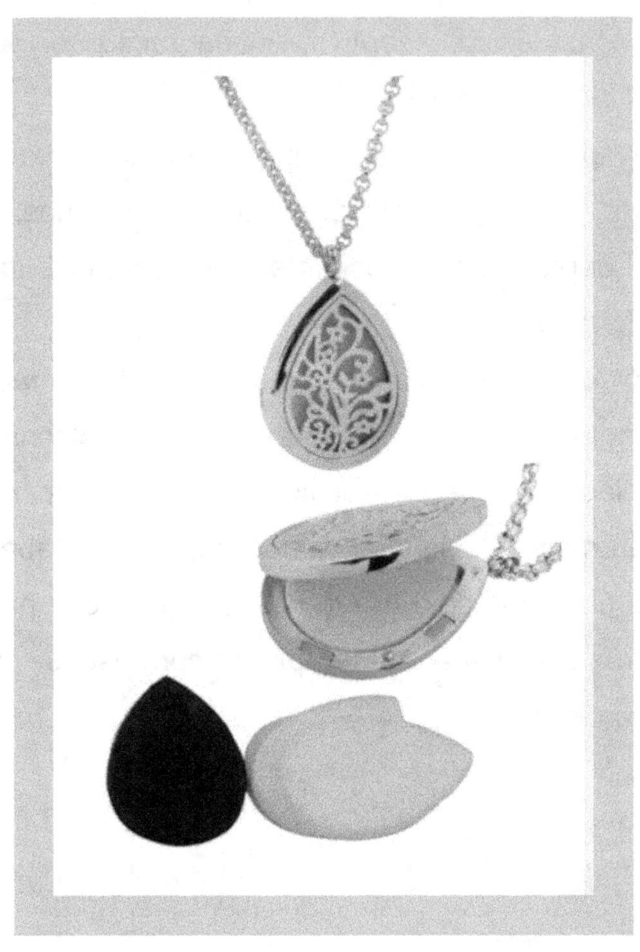

gazechimp Lágrima Aromaterapia óleos Essenciais Difusor Medalhão Colar De Jóias

link >>> https://amzn.to/2IAHrT5

29.   USANDO AROMATERAPIA NA CURA

Milhões de pessoas estão usando a aromaterapia para curar seu corpo e mente. Alguns dos remédios mais vendidos incluem café, bergamota, manjericão, louro, conhaque e assim por diante. Uma variedade de outras misturas também é usada.

A bergamota é um óleo essencial, uma solução de aromaterapia. Os óleos atuam no alívio da histeria, medos, fadiga, ansiedade, estresse, nervosismo, etc.

A bergamota também auxilia no tratamento da bronquite, bem como de doenças inflamatórias, como artrite gotosa, artrite, etc. Além disso, os óleos aliviarão a retenção de água , pele contaminada, enxaquecas e assim por diante.

O aroma é forte, cuja força da bergamota atua para curar o corpo e a mente. Os óleos de bergamota incluem o óleo de bergaptene, que também é óleo botânico e às vezes referido como óleos cítricos ou bergâmia

. Os óleos são extraídos por meio de um procedimento conhecido como prensa a frio. Os sabores são extraídos de cascas de frutas cruas. Os óleos de bergamota são originários da Itália , mas os óleos são cultivados na Tunísia , Costa do Marfim , Europa, regiões do leste asiático, Marrocos e assim por diante.

A bergamota é uma árvore cítrica espinhosa, que produz frutas azedas em forma de pera. Seu nome latino Citrus Bergamia estende os óleos para terras distantes, onde os frutos extraídos produzem um aroma fresco e natural.

Os óleos são amarelos ou verdes e são um dos óleos essenciais da aromaterapia. Os óleos produzidos a partir das cascas das frutas também estão disponíveis em fragrâncias de perfume.

A planta da hortelã do Mediterrâneo é semelhante à bergamota, cujo nome em latim é Mentha Citrata.

A bergamota, como muitos óleos essenciais da linha de produtos de aromaterapia, atua na cura do corpo e da mente, que a bergamota é comumente usada no tratamento de pessoas que sofrem de depressão, medo, histeria, anorexia, estresse, ansiedade e tratará eczema e psoríase.

A fórmula de força média combina com óleos de Ylang, Jasmim, Clary Sage, Tangerina, Gerânio, Noz-moscada, Cipreste , Olíbano, Alecrim, Laranja e Sândalo.

As misturas de Basil funcionam como um agente para curar o sistema circulatório, o sistema digestivo e pode eliminar doenças sinusais estressantes. Os óleos de manjericão foram extraídos por meio de um processo de destilação a vapor, portanto extraídos das folhas / flores das plantas.

O manjericão nasceu na Itália , mas os óleos de manjericão são explorados em diversas regiões. Os óleos de manjericão vêm de plantas aromáticas, às vezes listadas como remédios de ervas. Os óleos também seguem as linhas de alecrim, sálvia, tomilho ou salsa.

Diz-se que os óleos essenciais de manjericão fortalecem a capacidade de se relacionar, assim como o manjericão também é utilizado para tratar seios da face. O manjericão pode ajudar a curar o sistema digestivo, além de estimular a estrutura circulatória. Além das vantagens, o manjericão ajuda a curar o canal respiratório.

O aroma é fisicamente poderoso, que se mistura com Clary Sage, Juniper, Clove Bud, Eucalyptus, Bergamot, Rosemary, Lemon, Lime e Neroli. Na verdade, o óleo é tão fortalecedor que outrora os gregos chamavam o manjericão de Rei dos óleos, bem como de Remédio Real.

O manjericão é usado nas áreas do Mediterrâneo, na Ásia , e é amplamente usado pelos índios.

Pela Internet, você pode descobrir uma ampla coleção de óleos essenciais e aromáticos de aromaterapia. Os óleos de aromaterapia oferecem uma seleção ilimitada de agentes de cura, incluindo café, bergamota, laranja sanguínea, semente fria, semente de cenoura, semente de aipo, folha de canela e casca de canela, bluegrass africano, semente de cenoura, estrela de anis e muito mais.

Os óleos essenciais de aromaterapia são utilizados como afrodisíacos, anestésicos, antibióticos, agentes antiinflamatórios, soluções analgésicas e muito mais. Jasmim, Alecrim, Rosa e uma variedade de óleos essenciais criarão um clima romântico, além de uma noite relaxante.

Os óleos de aromaterapia são usados como decorações, fragrâncias, incenso e como óleos de massagem. Você também encontrará uma linha de sabonetes aromaterapêuticos, perfumes, colônias, detergentes, produtos para a pele, produtos para os cabelos e muito mais. Saiba mais sobre como encontrar alívio com aromaterapia.

30.   ENCONTRAR ALÍVIO

Encontrar alívio com a aromaterapia não é um projeto difícil de realizar. Online você pode encontrar uma grande variedade de óleos essenciais e perfumados de aromaterapia.

Os óleos vêm de fontes naturais, como árvores, plantas, flores, etc. Além disso, os óleos de aromaterapia são usados como colônias, perfumes, sabonetes, decoração, bem como curadores da mente e do corpo.

Os fabricantes de aromaterapia fornecem produtos químicos, sabores, compostos, óleos essenciais, óleos naturais de mentol, óleos de mentol, óleos de hortelã-pimenta, óleos de anetol, pós e óleos de jasmim, óleos de alecrim e muito mais.

Uma variedade de óleos online, incluindo Aloe Vera, Alma, óleos de aromaterapia, manjericão, cardamomo, óleos de canela, Citronela, óleos de frutas, óleos de flores, erva-doce, hortelã, noz-moscada, pinheiros, hortelã, etc.

Você deve ter cuidado ao fazer compras online, já que alguns sites são enganosos. Se os óleos não forem extraídos

100% dos recursos naturais, provavelmente não são óleos de aromaterapia.

Um dos óleos da aromaterapia são os óleos Maschmeijer. Os óleos têm boa reputação e são extraídos de fontes naturais.

Os diferentes óleos aromáticos online equilibram a mente e o corpo, além de fornecer energia, purificações, rejuvenescimento, desodorantes e remédios de limpeza.

Os óleos têm sido usados por cerca de 6.000 e têm se mostrado frutíferos.

Resumindo, a aromaterapia é uma série de medicamentos fitoterápicos usados como óleos essenciais. Os óleos são derivados de ervas, árvores, flores e plantas.

Além disso, os óleos auxiliam no rejuvenescimento da mente e do corpo, bem como nas necessidades espirituais. Pelo que recolhi, muitas das ervas funcionam, mas poucas pessoas afirmam que, a menos que você use os aromas fortes, pode não notar a diferença. Ainda assim, todo mundo é diferente.

31.   O QUE OS TEÓRICOS DIZEM?

Bem, depende de quem você pergunta. De acordo com teóricos de vários países, a aromaterapia é uma ajuda no tratamento e / ou prevenção de várias doenças.

Os teóricos também acreditam que você deve ter dosagens adequadas, bem como a duração da aplicação. Além disso, de acordo com os teóricos, é recomendado que um médico qualificado faça o diagnóstico de uma doença antes de usar os remédios para tratar uma doença específica.

No geral, a aromaterapia é considerada um remédio legítimo para a cura.

Em poucos países, a aromaterapia é reconhecida como um   remédio   medicinal; no entanto , Alemanha , Japão , Rússia e EUA não   reconhecem a aromaterapia como um medicamento.

De acordo com os teóricos, a aromaterapia também ativa a seção intermediária emocional do cérebro, bem como o sistema límbico.

Ao usar a aromaterapia em forma de massagem, o teórico acredita que ela ativa o receptor térmico. Também, dizem que os remédios aniquilam fungos e micróbios. Além disso, a aromaterapia caseira só é recomendada se a pessoa diluir os óleos. Se os óleos forem diluídos e usados com uma pequena porcentagem de gorduras, óleos, minerais, hidrossol, etc., diz-se que os óleos também podem estimular o sistema imunológico.

O que os céticos dizem sobre a aromaterapia?

Os céticos argumentarão que as soluções da aromaterapia não têm provas científicas de cura para o corpo e a mente. No entanto, os céticos acreditam que os cheiros aromáticos podem reduzir o estresse, relaxar a mente e o corpo e aliviar os sintomas relacionados.

Da mesma forma, os céticos não acreditam que a aromaterapia seja tão eficaz quanto afirmam os fabricantes. Ainda assim, os especialistas usaram óleos de eucalipto e menta para aliviar gripes e resfriados. Um dos problemas que inspiram os argumentos dos céticos é que qualquer óleo ao longo da linha essencial, natural ou não, pode ser chamado de aromaterapia.

Além disso, os céticos argumentam contra a noção de que a aromaterapia pode equilibrar a mente e o corpo, promover a energia, etc., argumentando que as noções são quacked ou noções de pseudociência.

Como posso confiar que a aromaterapia funcionará para mim?

Você não pode. No entanto, você pode encontrar amostras online, bem como análises e óleos de baixo custo que você pode experimentar para aprender em primeira mão o que as soluções de aromaterapia podem fazer por você.

Encontre esperança com aromaterapia!

LEIA TAMBÉM

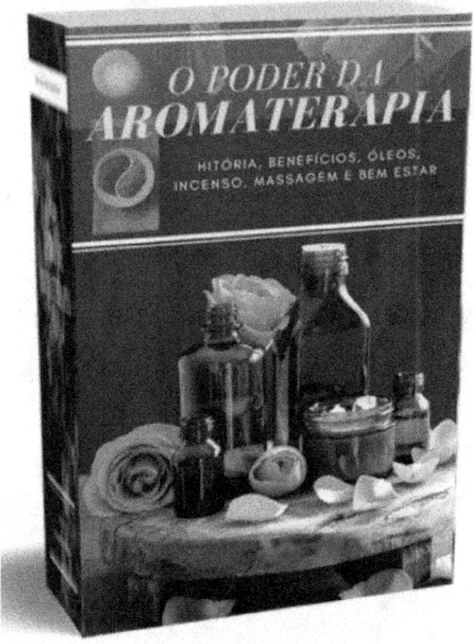

O PODER DA AROMATERAPIA : História, Benefícios, Óleos, Incenso, Massagem e Bem-Estar

LINK >> https://amzn.to/2T1johS

32.   ESPERANÇA COM AROMATERAPIA

Muitas pessoas perguntam se a aromaterapia realmente dá esperança. Uma vez que a aromaterapia está associada a medicamentos alternativos e medicamentos complementares, diz-se que os óleos curam o corpo e a mente. A

aromaterapia vem de plantas à base de óleo. Os óleos são comumente chamados de óleos essenciais. Afirma-se que os óleos essenciais afetam a saúde e o humor de uma pessoa, aumentando assim a capacidade de funcionamento do corpo e da mente.

Embora muitos afirmem que a aromaterapia existe há milhares ou anos, eles não percebem que foi somente no início dos anos 20 que o nome aromaterapia entrou em foco. Um francês que trabalha em um laboratório químico é o responsável pela descoberta da aromaterapia.

O homem queimou o braço e encontrou conforto no óleo de lavanda. Assim que a aromaterapia chegou ao mercado, ela se dividiu em três categorias principais. As categorias incluem: remédios caseiros de aromaterapia, cujos cosméticos, perfumes e autotratamentos são os principais membros.

A aromaterapia clínica inclui farmacoterapia e farmacologia. O ramo de aromacologia inclui o uso de odores para afetar a capacidade de funcionamento da mente.

O que são óleos essenciais?

Os óleos essenciais são óleos concentrados. Os óleos são conhecidos como líquidos hidrofóbicos. Além disso, os óleos essenciais contêm compostos aromáticos explosivos, extraídos de fontes naturais, como as plantas.

Frequentemente, os óleos são destilados, solventes extraídos ou prensados a frio. (Expressa) Os óleos incluíam perfumes aromáticos, aromatizantes, aromaterapia, incenso, cosméticos, bebidas, alimentos, produtos de limpeza, etc. Poucos médicos usam aromaterapia em medicamentos.

Os óleos essenciais se ramificam em diferentes sub-listagens?

Sim, os óleos essenciais às vezes são conhecidos como óleos etéreos ou óleos voláteis. Os óleos essenciais também se ramificam nos nomes dos quais os óleos são derivados. Por exemplo, cravo, louro, manjericão, bluegrass africano, bergamota, etc., todos são óleos essenciais.

Como são destilados os óleos?

Os óleos são condensados de plantas-primas e seus materiais. O processo de destilação de óleos rouba sua fonte de cascas, flores, sementes, folhas, raízes, madeira e cascas.

Os recursos naturais são colocados em um aparelho de destilação, também conhecido como alambique, que é colocado sobre a água.

A água é fervida em vapor, que então os materiais das plantas passam pelo vapor, vaporizando os compostos explosivos. Nesse momento, o vapor vaporizado flui através de serpentinas, que são capazes de se condensar de volta à forma líquida. (Leia Hydrosol, essência de água e Hydrolat)

Os óleos são coletados e armazenados em um recipiente. Os óleos de Ylang são processados por meio de um processo de destilação fracionada, que leva mais de 20 horas para destilar.

Hidrossol, essência de água e hidrolato são o processo onde o vapor volta à forma líquida. Hydrosol inclui águas, como flor de laranjeira, rosa e lavanda.

Como funciona o procedimento de prensagem a frio?

O processo de prensagem a frio, ou então as expressões são tratadas com uma máquina. Os óleos de prensagem a frio incluem a linha de óleos cítricos.

Como funcionam as extrações por solvente?

Os processos de extração de solventes usam dióxido de carbono, incluindo carbonos supercríticos e hexanos para extrair o óleo da flor. Os óleos são extraídos de solventes, como hexano e solventes hidrofóbicos, também conhecidos como concreto. Os óleos são então misturados com os óleos essenciais.

Da mesma forma, o óleo é misturado com resina, cera, etc. Os óleos de concreto produzem altas fragrâncias, mas alguns dos óleos são balanceados. Assim, o álcool etílico também é utilizado na extração de flores no esforço de concentrar a fragrância.

Como posso saber quais óleos são perfumados ou concentrados?

Você pode usar as informações online para aprender mais sobre óleos de aromaterapia concentrados e fragrâncias. Tenha em mente que todos os óleos essenciais de aromaterapia vêm de fontes naturais e os óleos devem ser 100% naturais.

Por último, você pode encontrar uma grande variedade de óleos de aromaterapia online, que incluem jasmim, laranja, cravo, etc. A aromaterapia inclui os óleos de expressão.

33.   EXPRESSÕES DE AROMATERAPIA

As expressões de aromaterapia incluem os óleos de primeira escolha. Os óleos de limão, bergamota, lavanda, doce de laranja, árvore do chá, capim-limão, eucalipto, lavanda francesa, alecrim francês e hortelã-pimenta japonesa são os óleos mais vendidos em várias empresas.

O que os óleos de limão fazem?

Aromas de limão são óleos botânicos, que vêm da família dos cítricos. Os óleos são prensados a frio (Expressions) e extraídos de cascas de frutas. As plantas derivam

da Itália ; entretanto, Califórnia ,Europa, Flórida e Índia

também cultivam as plantas. Os óleos de cor clara são usados para limpar e são famosos por sua base anti-séptica. O óleo esfria e refresca o corpo e a mente, além de aumentar a concentração.

Os aromas de limão fresco também incorporam agentes antibacterianos, que atuam para curar o cabelo e a pele. Durante a Idade Média, os nativos europeus costumavam usar óleos de limão. Além disso, romanos e gregos usavam óleos de limão como aromaterapia.

E quanto aos óleos de lavanda?

Os óleos de lavanda atuam para esclarecer, equilibrar, regular e acalmar o corpo e a mente. Os óleos de lavanda incluem Population, Australian, Mont Blanc , Barreme, French, Búlgaro, Croata e 40/42.

Os óleos 40/42 derivam do latim Lavandula Officinalis, cujas flores são condensadas no vapor em 40 a 42% de éster. A origem da Lavender 40/42 é a França . As plantas crescem lilases violetas, malva, roxas e azuis. As plantas produzem óleos amarelos claros ou verdes matizados.

Lavender 40/42 é comumente usado como tratamento terapêutico. Incluído na lavanda está analgésico, antimicrobiano, anticonvulsivante, antidepressivo, antisséptico, antitóxico, etc.

Os óleos são usados para tratar hipertensão, diurético e assim por diante. A alfazema é usada em perfumes, sabonetes, cosméticos, velas, etc.

A alfazema 40/42 tem um aroma forte, que se mistura com a maioria dos óleos de aromaterapia. Floral, cravo, cítrico, pinheiro, cedro, patchuli, ládano, sálvia, vetiver, etc. são apenas alguns exemplos.

Os óleos essenciais de bergamota são um dos mais vendidos. O óleo ajuda a aliviar os sintomas relacionados ao estresse, como medo, nervosismo, histeria, ansiedade e fadiga. Além disso, os óleos ajudarão no tratamento da bronquite, enxaqueca, pele congestionada, artrite, etc.

Os óleos fortes e perfumados incluem Bergaptene Free, no qual os óleos são referidos como Bergamot Citrus. Os óleos são extraídos através do método de prensagem a frio, ou expressões. As cascas de frutas compõem os óleos de bergamota, que vêm da Itália .

Os óleos são árvores cítricas espinhosas com base na Ásia , que crescem em forma de peras. O nome latino é Citrus Bergamia. Os óleos de bergamota de aromaterapia são amarelos, verdes.

As cascas das frutas foram utilizadas para criar os óleos de bergamota, que incluem perfumes. Semelhante à bergamota são as plantas de hortelã do Mediterrâneo. Diz-se que a bergamota cura ou alivia depressão, medo, histeria, anorexia, ansiedade, eczema, várias infecções, psoríase e assim por diante. Bergaptene também atua como um curandeiro.

Os aromas produzem odores médios, que se misturam com óleos de alecrim, tangerina, cipreste, olíbano, sálvia, noz-moscada e assim por diante. Sândalo, laranja, óleos de Ylang, óleos de Jasmim, etc., todos funcionam com misturas de Bergamia.

Os óleos da árvore do chá vêm da Austrália e são destilados a vapor das folhas das plantas. O Tea Tree Australian faz chá. Também as árvores são parceiras das árvores e arbustos da Nova Zelândia. As folhas eram formalmente utilizadas para fazer chá, porém hoje é feita uma grande produção de óleos a partir das árvores, assim como cosméticos, loções, etc. são feitos a partir da árvore do chá, que é usada como anti-séptico. A árvore do chá é comumente usada como óleo essencial, que tem um poderoso estimulador da imunidade

. O Tea Tree combate organismos infecciosos, como fungos, bactérias e vários vírus. Tea Tree é usado como óleo de massagem, o que ajuda a reduzir o choque pré-operação. Os óleos da massagem terapêutica servem como terapia.

Da mesma forma, os óleos da árvore do chá combatem resfriados, interrupções nos seios da face, sarampo, infecções virais, etc. Você também pode usar os óleos da árvore do chá para tratar o cabelo e a pele. Continue lendo para aprender mais sobre óleos de aromaterapia estrangeiros.

LEIA TAMBÉM

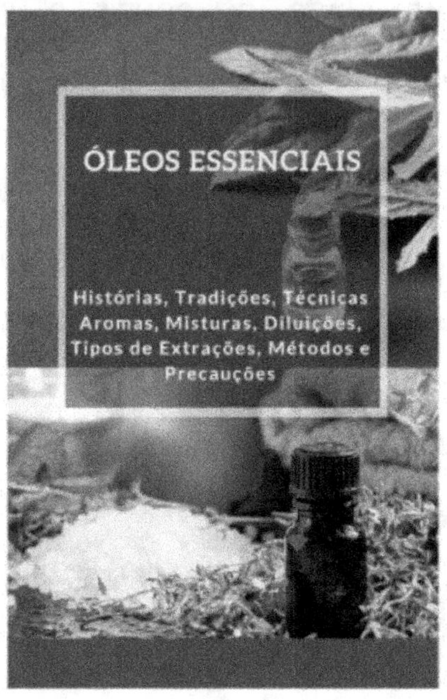

ÓLEOS ESSENCIAIS: HISTÓRIAS, TRADIÇÕES E TÉCNICAS LINK >>> https://amzn.to/3lPEcW3

34.   TRATAMENTOS NO ESTRANGEIRA

Aromaterapia ou o nome chegaram de terras estrangeiras. Mais especificamente aromaterapia derivada da França ; no entanto, indonésios, Índia , indianos, Alemanha , brasileiros, espanhóis, europeus e muitos outros usam aromaterapias há séculos.

Os óleos essenciais incluem o eucalipto, bergamota, alecrim francês, doce de laranja, hortelã-pimenta japonesa, capim-limão e lavanda francesa. Vários outros óleos essenciais também estão disponíveis.

Eucalyptus é um óleo botânico de base latina, cujo nome veio de eucalyptus globulus. Os óleos foram extraídos da madeira e das folhas por meio de um processo de destilação a vapor.

A origem das plantas de eucalipto vem da China , cuja árvore é alta e bonita. As árvores aromáticas da Austrália são encontradas principalmente em áreas nativas da Austrália . As árvores são feitas de folhas duras e as flores crescem em cachos.

Além disso, as árvores têm excelente madeira e resina, cujos óleos da árvore possuem propriedades medicinais.

Os óleos transparentes são comumente usados para tratar doenças de pele, como bolhas, picadas de insetos, queimaduras, infecções de pele, piolhos, feridas, etc. Além disso, você pode usar óleos de eucalipto para combater resfriados e gripes. Avaliações online afirmam que este é um dos óleos de aromaterapia que você deve comprar.

O óleo tem um aroma forte, que se mistura com alecrim, limão, pinho, lavanda, manjerona, tomilho, cedro, etc.

Misturas francesas de alecrim vêm de ervas botânicas e foram extraídas por meio de processos de destilação a vapor.

O alecrim francês chega da França e tem uma cor amarelo pálido. As plantas têm folhas grossas e coriáceas. As plantas são irmãs do manjericão, sálvia, tomilho e salsa.

Os comumente usados como óleos faciais para tratar a pele seca severa. Além disso, o alecrim pode promover o crescimento do cabelo, consciência mental, problemas no couro cabeludo, etc.

O óleo é usado para ajudar a curar o estresse, etc. Além disso, se você quiser um cabelo brilhante e saudável, este é o óleo de escolha.

O alecrim francês vem em aromas médios e fortes, cujos

óleos se misturam com madeira de cedro, manjericão, hortelã-pimenta, bergamota, limão, olíbano, gengibre, laranja, limão, etc. como purificadores em hospitais.

Os óleos doces de laranja chegam das cascas das plantas, onde os óleos são processados por meio de um procedimento de prensagem a frio, também chamado de expressões. A planta vem do Brasil , que as laranjeiras costumam usar como antidepressivos, antiespasmódicos, antissépticos, além de ser usada como afrodisíaca.

Óleos doces de laranja também são usados como desodorante. Além disso, os óleos de laranja tratam carminativos, nervosismo, problemas cardíacos, problemas circulatórios, prisão de ventre, resfriados, pele seca, gengivas, estresse, gripe, estresse, etc.

Os aromas vêm em aromas médios e fortes e se misturam com bergamota, pau-rosa, lavanda , sálvia, noz-moscada, cravo, aromas picantes, canela, mirra, etc.

Lemongrass é um óleo essencial, que vem das folhas das plantas. Os óleos são extraídos de métodos a vapor e vêm da Índia . Lemongrass produz óleos perfumados à base, que são cultivados no sul da Índia .

O sul da Índia processa as plantas para usá-las como óleos perfumados e aromatizantes para cozinhar.

Os óleos amarelos claros são comumente usados como propriedades anti-sépticas. Além disso, os óleos funcionam como antidepressivos, o que alivia os sintomas estressantes. Diz-se também que a erva-cidreira cura dores musculares.

Os fortes aromas herbáceos e / ou cítricos eram frequentemente utilizados na medicina indiana. Os óleos ajudaram a aliviar febres e infecções. A única desvantagem é se você tiver glaucoma, é recomendável evitar o uso de óleos de capim-limão.

Óleos adicionais disponíveis incluem Davana, Ginger Grass, Dill Seed, Dill Weed, Gia, Elemi, Geranium Bourbon / Egyptian, Fennel Bitter / Sweet, Garlic, Fennel Bitter / Sweet, Garlic, Fenugreek, Galbanum, Fir Balsam / Needle, e Frankincense / BP Grade óleos.

É claro que você tem uma variedade de opções na linha de produtos de aromaterapia. Alguns dos mais vendidos incluem bergamota, capim-limão, árvore do chá, lavanda 40/42, doce de laranja, lavanda francesa e assim por diante.

35. AROMAS EM AROMATERAPIA

Online você encontrará uma variedade de óleos essenciais ao longo das linhas de produtos de aromaterapia.

Os óleos incluem aveia, bálsamo do Peru, cebola, hortelã-pimenta supremo / japonesa, pimenta branca / verde / preta, penny royal, laranja 5 vezes, patchuli, laranja amarga / doce / doce escura e salsa. Vários outros óleos incluem palmarosa, alecrim, alecrim francês, laranja preta, etc.

Os óleos japoneses de hortelã-pimenta são um dos mais vendidos. O nome latino para hortelã-pimenta é Mentha Aryensis. Os óleos vêm de ervas floridas e são extraídos por um processo de destilação a vapor.

É na China que chegam as plantas japonesas de hortelã-pimenta, cujas plantas são ervas picantes, que a família da hortelã combinada com as árvores de hortelã-pimenta produz folhas verdes escuras e felpudas que produzem óleos pungentes.

Os óleos também são usados como aromatizantes de alimentos, assim como os fármacos usam o remédio em remédios. Doces de hortelã-pimenta também vêm das árvores.

Os óleos são brancos claros e / ou amarelos claros, os quais são comumente usados para combater enjôos estomacais, e são usados como um antimicrobiano, antiespasmódico, etc.

Os óleos são adicionados a alimentos, bebidas e podem ser usados como cuidados com a pele e produtos para os cabelos. Os óleos ajudam na cicatrização de articulações e hematomas. Velas e sabonetes também são feitos de árvores de hortelã-pimenta.

Os óleos vêm em aromas de médios a fortes e se misturam com cajeput, óleos de lima, limão, bergamota, alecrim, manjericão, cedro, manjerona, eucalipto, tomilho, hortelã e assim por diante.

Os óleos japoneses de hortelã-pimenta vêm dos mitos gregos.

Misturas botânicas francesas de alecrim são óleos à base de ervas. Os óleos eram extraídos de plantas grossas e coriáceas, cujo processo incluía destilação a vapor. Rosemary French deriva da França . As plantas são semelhantes ao manjericão, sálvia, tomilho e salsa.

Os óleos são normalmente explorados como óleos faciais. Rosemary funciona para curar a pele seca. Além disso, o Rosemary French promove o crescimento dos cabelos, além de atuar como curador para os cabelos danificados. Rosemary vai tratar falhas no couro cabeludo e ajudar a controlar o estresse, promovendo o estado de alerta mental.

Você pode adquirir aromas médios e fortes de alecrim francês e misturar o óleo com madeira de cedro, manjericão, hortelã-pimenta, bergamota, limão, incenso, gengibre, laranja, limão, etc.

Óleos franceses de lavanda foram extraídos de cabeças de flores, por meio de processos de destilação a vapor. Os óleos France são comumente usados como analgésicos, antidepressivos, anticonvulsivantes, etc.

O óleo de lavanda possui agentes que atuam no combate a distúrbios antiinflamatórios, além de possuir um anti-séptico. Os óleos ajudam a combater bactérias, fungos, vírus, espasmos, etc. Os óleos curam queimaduras e também lutam contra infecções causadas por queimaduras.

Os óleos fortemente perfumados se misturam com laranja, alecrim, jasmim, louro, pinho, camomila, tangerina, bergamota, tomilho, sálvia, tangerina, gerânio, citronela, palmarosa, misturas de Ylang, pau-rosa e assim por diante.

As misturas Davana vêm de plantas da Índia e os caules e as folhas são processados por destilação a vapor. As plantas produzem óleos amarelos avermelhados, que são comumente usados como afrodisíacos.

Além disso, os óleos combatem a ansiedade, infecções, pele seca e auxiliam na construção da coordenação endócrina.

Os aromas médios podem ser misturados, porém não é recomendado. Os óleos de semente de Dilly misturam seus aromas médios com elemi, cominho, óleos picantes, menta, etc. Os óleos são um membro da família da salsa e ajudam a revitalizar, purificar, limpar, restaurar e equilibrar a mente e o corpo. Os óleos de sementes Dilly correspondem aos óleos de sementes de erva-doce.

Os óleos Elemi vêm de árvores à base de resina tropical. As árvores tropicais são usadas para fazer tintas, vernizes, perfumes, pomadas, etc. Os óleos de cor clara dão um perfume médio, que se mistura com olíbano, mirra, salva, lavanda, alecrim, etc.

Os óleos Elemi são usados como anti-séptico, analgésico , e expectorante. Os óleos ajudam na cicatrização de cortes, feridas, etc., e reduzem o acúmulo de muco e respiração.

Os óleos adicionais incluem Gia, Grapefruit White / Pink, Ginger Grass / root e assim por diante. A seguir, aprenda mais sobre os óleos essenciais latinos.

36.   TÍTULOS DE AROMATERAPIA LATINA

Os óleos de aromaterapia vêm de vários países, mas os nomes originais, ironicamente, vêm de títulos em latim. Fennel Bitter é um dos óleos essenciais de aromaterapia, cujo título em latim é Foeniculum Vulgare Amara.

Os óleos Davana receberam seu nome do título latino Artemisia Pallens. A artemísia é uma planta aromática encontrada nas regiões setentrionais. A planta produz folhas verde-acinzentadas, que incluem pequenas cabeças de flores. Davana vem desses caules e folhas.

Os óleos de Dilly Weed têm seu nome do título latino Anethum Graveolens. Os óleos vêm das sementes das plantas.

Parando por um momento, deixe-me dizer que a aromaterapia foi observada no início dos anos 1900, mas os óleos de plantas foram utilizados ao longo dos séculos.

Os óleos, de fato, eram usados muito antes de Cristo andar na Terra. Os indianos costumavam usar os óleos como guia espiritual ou protetor.

Vários outros países nativos no exterior também usaram os óleos em uma luz espiritual. Além disso, os óleos eram usados como chupetas de massagem, medicamentos e assim por diante. A aromaterapia inclui os óleos perfumados e essenciais.

Navegar, navegar pela internet e usar as palavras-chave adequadas irá colocar um freio no seu fluxo, já que você encontrará uma grande variedade de óleos essenciais usados na aromaterapia.

Compreenda que a aromaterapia não são os óleos; pelo contrário, são os óleos, fragrâncias, aromas, etc., que são usados como terapias.

Os óleos perfumados ajudam a reduzir o stress, ao mesmo tempo que ajudam a relaxar. Além disso, os óleos estão disponíveis para uso como tratamentos de aromaterapia para definir o clima romântico.

Os óleos essenciais de aromaterapia geram um clima afetuoso. Revisando, os óleos de aromaterapia são a solução para ajudá-lo a relaxar enquanto cura o corpo e a mente.

Mais sobre títulos latinos:

Continuando, os óleos de feno-grego receberam o nome de Trigonella Foenum.

As sementes das plantas vêm da Índia , cujos óleos auxiliam no tratamento de furúnculos, indigestão, cistos, inflamação, muco, infecções, congestão, expectorantes, tosse, febre, bronquite, alergias, etc. Os óleos também ajudam a promover o uso de oxigênio. Pessoas com pressão arterial baixa ou diabetes podem se beneficiar dos óleos de feno-grego.

Os óleos essenciais de limão vêm do nome latino Aurantifolia Swingle. Os frutos esmagados das plantas constituem os óleos. O óleo baseado no México é usado na fabricação, higiene e perfumes.

A questão da aromaterapia é que todos os óleos têm um título latino, mas os óleos vêm do México, China, França, Índia, Brasil e assim por diante. Todos os óleos vêm de árvores estrangeiras também, como as áreas do Mediterrâneo, China , Índia e assim por diante. Acho toda a composição da aromaterapia divertida.

O nome australiano do bálsamo latino é Prostandthera Melissifolia, enquanto o bálsamo australiano é derivado da Austrália . A planta compõe flores, que são extraídas e destiladas com vapor, diluídas e, então, novamente liquefeitas. As plantas produzem óleos de cores claras, que atuam como um agente antibacteriano.

Além disso, as plantas produzem propriedades antifúngicas, sendo que os óleos produzem os benefícios. Os óleos essenciais Australian Balm são projetados para minimizar os problemas comumente infantis, como cólicas. Além disso, os óleos ajudam a aliviar dores de cabeça e também resfriados comuns.

Os óleos essenciais de bálsamo australiano são óleos aromáticos imediatos, que muitas vezes são misturados com uma variedade de óleos relacionados, como capim-limão, lavanda, etc., e também são usados como aromatizante para alimentos.

Óleos essenciais Ajowan vêm do nome latino Trachyspermum Copticum. Os óleos essenciais são à base de ervas, extraídos das plantas e destilados por processo a vapor. As fábricas são baseadas na Índia .

Uma vez que os óleos são destilados com vapor e novamente liquefeitos, os óleos produzem uma cor clara.

Os óleos Ajowan atuam como um agente para aliviar os sintomas irritantes usando suas soluções antimicrobianas e antiespasmódicas.

De qualquer forma, agora você tem uma ideia de onde os óleos essenciais tiraram seu nome. As perguntas mais frequentes sobre aromaterapia são as seguintes:

LEIA TAMBÉM

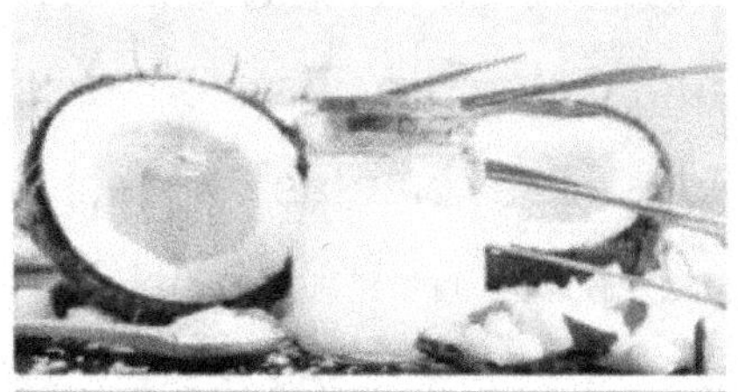

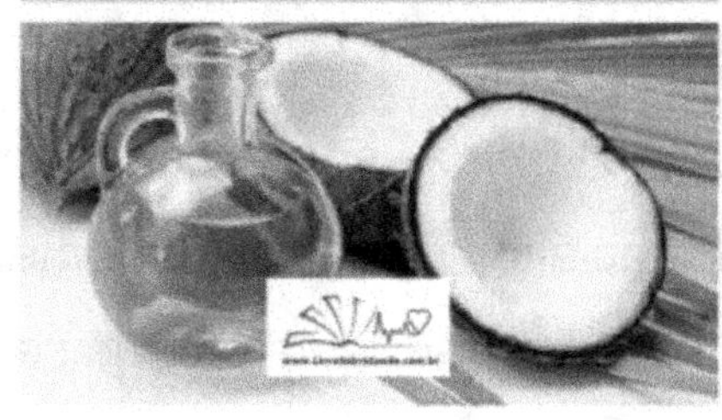

ÓLEO DE COCO: MANUAL COMPLETO

LINK >>> https://amzn.to/3nTDetl

37. PERGUNTAS FREQUENTES

Perguntas de aromaterapia

Você provavelmente já leu ou ouviu falar dos muitos benefícios dos óleos essenciais e perfumados usados na aromaterapia.

O que você pode não ter visto são informações sobre como os revendedores selecionam quais óleos comprarão para revenda. Os critérios usados pelos fornecedores também podem ajudá-lo a decidir quais óleos de aromaterapia são adequados para você. Como os fornecedores decidem quais óleos perfumados e essenciais são os melhores para revenda?

Os fornecedores normalmente consideram critérios como sabor, disponibilidade para venda, público-alvo, uso pretendido, custo, etc.

Idéia base:

Os óleos perfumados e essenciais usados nos óleos de aromaterapia ajudam a aliviar o estresse diário. As fragrâncias relaxam o corpo e a mente, produzindo um efeito curativo.

Os óleos de aromaterapia são óleos orgânicos derivados de plantas. Os óleos terapêuticos fornecem muitas maneiras de tirar proveito de seus aromas.

Os óleos de aromaterapia também mimam a pele, pois acalmam o corpo e a mente. Além disso, os vendedores muitas vezes procuram óleos que criam um clima romântico.

Vendedores e compradores normalmente escolhem seus óleos e fragrâncias de designer favoritos com base no volume de vendas. Vendedores e compradores reconhecem óleos desejáveis.

Da mesma forma, os vendedores e compradores muitas vezes procuram aquecedores de casa decorativos ou óleos embebidos em uma sala com fragrâncias frescas e naturais, trazendo a beleza da natureza para suas casas.

Há quanto tempo os óleos de aromaterapia são vendidos?

Óleos e fragrâncias aromáticas e essenciais têm sido utilizados há séculos de uma forma ou de outra. Os óleos são frequentemente usados para criar um aroma agradável em casas e locais de trabalho.

Outro uso comum para o tratamento hoje é refrescar veículos. Ao mesmo tempo, os óleos estavam disponíveis em aromas limitados.

Hoje, porém, centenas de aromas estão disponíveis, incluindo aromas de frutas como flor de cerejeira, maçã ou laranja e aromas mais exóticos, como chuva africana e óleos essenciais de Ylang-Ylang. Os chineses começaram, muitas vezes promovendo os óleos como meio de aumentar a energia ou inspirar o metabolismo.

Os índios usavam óleos de aromaterapia em cerimônias religiosas, usando-os como uma ferramenta na oração com a crença de que seu deus seria receptivo a óleos especiais mergulhados em bastões de cera, que eles chamavam de agarbatti.

Hoje, velas perfumadas de óleo especiais semelhantes às usadas pelos índios estão disponíveis para aromaterapia.

Como os fornecedores e compradores testam os óleos de aromaterapia? Vendedores e compradores geralmente contam com ofertas de teste gratuito e amostras para testar diferentes óleos e aromas.

Uma consideração importante, além do cheiro, feita por fornecedores e compradores ao comprar óleos perfumados ou essenciais, é a embalagem. Embalagens atraentes representam óleos de qualidade inferior, que dependem da embalagem para vendê-los mais do que os óleos de qualidade superior.

Da mesma forma, o preço é um fator importante e os fornecedores normalmente ficam entre as faixas de preço médio e médio-baixo, concentrando-se em aromas populares.

Os óleos não precisam ser apresentados em embalagens extravagantes, mas devem ser atrativos.

A demanda por aromaterapia é impulsionada pelo preço e influenciada por altos volumes de vendas. Igualmente importante, os fornecedores devem ser capazes de atender à demanda por quantidade e também aos gostos e preferências do público. Com base no preço e nos altos volumes de óleos vendidos.

Como um fornecedor determina a melhor maneira de comercializar a aromaterapia?

A abordagem mais comum para a comercialização de produtos de aromaterapia é anunciar em áreas frequentemente frequentadas pelos clientes, como supermercados, lojas de conveniência, farmácias, etc., bem como por meio de folhetos.

Os revendedores também podem desejar ser mais sofisticados com seu público-alvo, promovendo produtos na televisão ou em jornais locais e globais, ou por meio de spas e salões de beleza.

Os vendedores também podem oferecer amostras grátis em lojas de moda mais exclusivas, onde são vendidos acessórios de moda, com a ideia de que a fragrância também venda.

As muitas opções de aromaterapia são algo a considerar, já que todos os óleos oferecem algo de bom uso.

DICA DE LEITURA

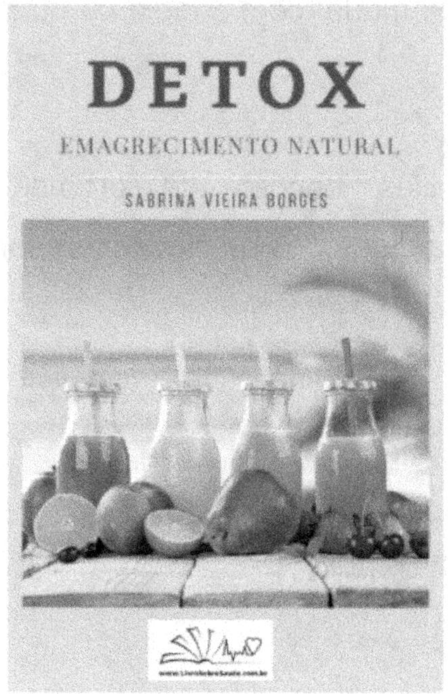

DETOX: EMAGRECIMENTO NATURAL

LINK >>> https://amzn.to/37hc0au

38. OPÇÕES DE ÓLEOS DE AROMATERAPIA

Relacionando-se com Aromaterapia

O óleo de raiz de Costus, Sassuriea Costus em latim, é extraído das raízes das plantas e processado com vapor. A planta de flor preta cresce na Índia . As raízes secas das plantas são separadas, amaciadas e embebidas em água morna e, em seguida, transformadas em raiz Costus por destilação a vapor.

O óleo resultante é marrom ou amarelo e é comumente usado como um anti-séptico, antiviral, febrífugo, antiespasmódico, bactericida, etc

. Os benefícios alegados para o óleo incluem a redução da hipertensão, ácidos estomacais e assim por diante. Além disso, o óleo de raiz Costus é um ingrediente em certos perfumes e cosméticos.

As raízes do Costus também são um ingrediente em algumas bebidas carbonatadas e alcoólicas, bem como em certos alimentos.

Os aromas leves podem ser misturados com óleos de Ylang, aromas florais, patchouli, óleos orientais, etc. No entanto, Costus Root pode ser irritante dérmico e, portanto, não é recomendado para aromaterapia.

O óleo essencial de coentro, de nome latino Corriandrum Sativum, é extraído por meio de um processo de destilação a vapor de sementes de plantas. O óleo de origem russa gera aroma de sua planta, que é nativa de regiões da Ásia e em toda a região do Mediterrâneo. Normalmente é cultivado para o propósito de suas folhas aromáticas e também é usado na culinária. A planta também é chamada de salsa chinesa.

Os óleos de coentro são límpidos ou amarelos pálidos e costumam ser usados como afrodisíaco, analgésico, desodorante, antiespasmódico, etc.

Os óleos podem ser usados para aliviar a fadiga mental, reumatismo, distúrbios nervosos, tensão, enxaquecas, artrite, resfriados, gripe, músculos espasmos, etc. Os a

romas de intensidade média podem ser misturados com óleos de canela, laranja, rosa ou branco, gengibre e limão, entre outros. Os egípcios costumavam usar o coentro como afrodisíaco.

Na Índia , os óleos são usados como condimento para alimentos, enquanto os gregos e romanos realçavam o sabor de seus vinhos com eles.

Bálsamo de copaíba é outro dos óleos essenciais, também conhecido pelo nome latino de Copaifera Officinalis.

Os óleos são destilados de fábricas de resina bruta usando vapor. A copaíba Bálsamo teve origem no Brasil e agora se tornou comum em todo o país.

O óleo amarelo claro é frequentemente usado para equilibrar e acalmar, criando uma experiência edificante para a mente e o corpo. Diz-se que óleos de aromaterapia misturados, incluindo Bálsamo de Copaiba, prolongam a vida.

O óleo de concentração média combina bem com óleos picantes ou florais, etc. O óleo também tem um agente afrodisíaco, que funciona bem com óleos de Jasmim, sândalo, rosa, olíbano, baunilha, Ylang, etc ...

O Bálsamo de Copaiba também é usado em colônias , sabonete, perfumes, detergentes, etc ...

O óleo de cravo-da-índia, de nome latino Syzgium Aromaticum, é originário da Índia . Os óleos são destilados a vapor dos botões de flores secos dos cravo-da-índia tropical e usados como condimento para alimentos doces e picantes. Eles têm um cheiro forte e aromático.

O cravo-da-índia é uma árvore perenifólia da família da murta, nativa das Molucas e agora cultivada em várias regiões tropicais.

Os óleos amarelo dourado claro são frequentemente aplicados como um tratamento para dores leves, como dores de dente, etc., e também são usados para ajudar a combater resfriados e gripes. O perfume varia de médio a forte e combina perfeitamente com óleos picantes, como hortelã-pimenta, toranja, citronela, alecrim, rosa, óleos de laranja e óleos de limão.

A clementina é um óleo essencial também conhecido como Citrus Nobilis. Os óleos são extraídos das cascas de frutas da Clementine crus usando um procedimento de prensagem a frio. A planta é originalmente nativa da Itália.

Os óleos amarelo-claros são comumente usados para revitalizar a alma, enquanto equilibra o sono, tornando-os uma grande ajuda para os insones.

O óleo de concentração média combina bem com aromas florais, bem como outros membros da família cítrica. Está se sentindo bem com aromaterapia, bem, vamos descobrir?

39.   SENTIR-SE BEM COM AROMATERAPIA

A aromaterapia atua utilizando aromas para realçar as sensações ou bem-estar de uma pessoa através do processo de massagens do corpo, mais especificamente ao redor da região facial, utilizando óleos essenciais, extraídos de frutas, flores e ervas.

A aromaterapia tem sido utilizada ao longo dos séculos por países principalmente estrangeiros. Os cheiros aromáticos, no entanto, se espalharam pelos Estados Unidos , onde hoje os óleos ainda são usados para curar o corpo e a mente.

No entanto, a controvérsia está presente, uma vez que os céticos tendem a desacreditar a noção de que os óleos essenciais da aromaterapia irão promover energia, relaxar o corpo da mente e curar a alma. No entanto, os comentários são publicados, o que os comentários afirmam o contrário.

Quem ganha, quem perde?

O fato é que os óleos essenciais podem ajudar como uma solução de aromaterapia, já que há décadas as pessoas usam velas, incluindo as velas perfumadas, para melhorar o humor, como o romance

. Na verdade, as velas são queimadas em cerimônias religiosas, nas janelas, etc. As velas na janela normalmente são boas-vindas aos soldados fora da guerra, representando espiritualmente um grito de volta para casa.

Além disso, antes que as velas estivessem disponíveis, as pessoas usavam lareiras, fogueiras, etc. para definir o humor, incluindo relaxar o corpo e a mente. Agora, se este remédio funcionou ao longo dos anos, o que o faz pensar que os mesmos remédios não funcionariam hoje?

simplesmente porque alguém possui um diploma e afirma que faz mais do que qualquer outra pessoa? Ou é por causa do medo de que talvez os óleos essenciais possam curar o corpo e a mente?

O fato é que os óleos essenciais ao longo das linhas de produtos de aromaterapia vêm de fontes 100 por cento naturais, como ervas, frutas, flores, cascas, etc.

Agora, se as fontes naturais são destiladas em óleos essenciais, não pense que a natureza não pode fornecer algo isso vai, no máximo, relaxar nosso corpo e mente?

Agora, se você quiser ser técnico, podemos ir direto ao início dos tempos e ver que Adão e Eva viviam de recursos naturais. Os recursos incluíam frutas, ervas, vegetais, plantas, etc.

Foi só quando começamos a comer carnes de carcaças de animais que a humanidade começou a sofrer problemas digestivos, além de outros problemas.

Portanto, a natureza é a nossa melhor amiga, que se o homem a deixar sozinha e apenas adicionar ingredientes naturais, o que te faz pensar que não vai funcionar?

Os índios, aquelas pessoas boas, que foram violadas uma vez, tinham muitas coisas a nos ensinar, inclusive remédios naturais.

Agora, se as pessoas estivessem trabalhando com essas pessoas em vez de contra elas, poderíamos ter remédios hoje que curariam o corpo e a mente.

Na verdade, muitos dos remédios dos veteranos funcionam melhor do que os remédios modernos. Na verdade, os medicamentos modernos são responsáveis pela morte, doenças graves, etc. Além disso, o FDA está permitindo tanto, aditivos aos nossos alimentos, especialmente carnes que estão causando graves danos.

Agora você pode se perguntar por que estou apontando isso para você, o fato é que estou apontando isso para ajudá-lo a reconhecer que os céticos, são apenas isso, céticos.

Os céticos são cínicos, descrentes, duvidosos e todas aquelas outras palavras de energia negativa que são produzidas em respostas emocionais.

Agora o que estou dizendo é que depende de você decidir se os óleos ou a aromaterapia podem ajudar a curar o corpo e a mente.

Meu lema é viver e aprender com a experiência e não com boatos. Você pode comprar amostras baratas de óleos essenciais de aromaterapia online.

Em última análise, você pode encontrar amostras de aromaterapia para testar produtos e julgar por si mesmo se a combinação de aromaterapia e óleos essenciais faz você se sentir bem.

Você é o único que pode realmente descobrir os fatos sobre a terapia aromática e seus óleos essenciais.

Continuando, podemos definir ciência para aprender mais sobre porque os óleos essenciais nas linhas de produtos de aromaterapia podem ser nossas melhores soluções.

DICA DE LEITURA

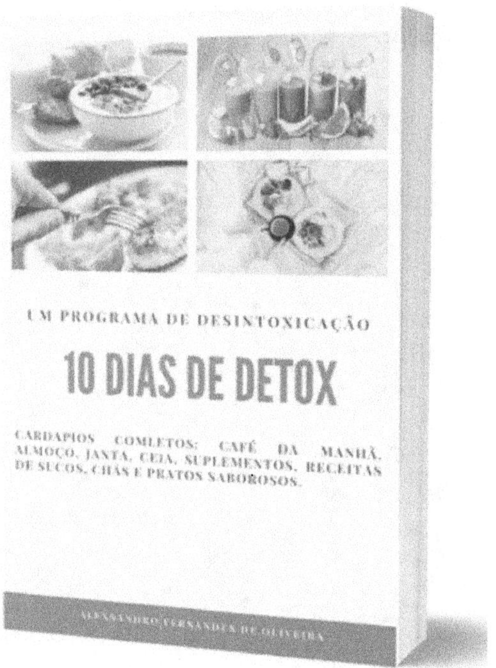

10 DIAS DE DETOX: UM PROGRAMA DE DESINTOXICAÇÃO EBOOK KINDLE

LINK >>> https://amzn.to/3k1Qs5j

40. CIÊNCIA QUE DEFINE A AROMATERAPIA

Se eu der o seu dinheiro cada vez que alguém disser que temos a solução definitiva para curar o corpo e a mente. Você seria rico?

Em contraste, se eu der a você um dólar por todos que dizem que este produto não funciona. Você também não seria rico?

A ciência estudou os óleos essenciais do ano, óleos aromáticos ou óleos aromáticos.

Os óleos foram testados, retestados e testados novamente. Quantas vezes é necessário provar que algo funciona? A ciência funciona a partir da disciplina, do conhecimento, das habilidades e da arte, então o que faria alguém desacreditar essas pessoas?

O fato é que são seres humanos e cometerão erros. Na verdade, como os seres humanos, a desonestidade se move no local de trabalho. Além disso, a curiosidade se estende.

Por exemplo, uma pessoa pode encontrar um remédio perfeito e pode encontrar algo errado com ele, adicionar algo a ele e destruir sua perfeição. O que devemos acreditar?

Acreditamos em nós mesmos, em nossas experiências e aprendemos com nossos erros. Você já experimentou óleos essenciais de aromaterapias?

Você sabe em primeira mão se os produtos funcionam?

Você já leu comentários de quem experimentou óleos essenciais de aromaterapia?

Em primeiro lugar, entenda que a aromaterapia é uma prática de massagem, que se concentra principalmente na área facial, usando óleos essenciais extraídos de frutas, ervas e plantas.

Os óleos vêm de fontes naturais e produzem aromas. O fato é que trabalhar apenas a região facial não é suficiente, já que o corpo possui pontos de pressão em diversas áreas. Para ajudá-lo a apreciar a aromaterapia e os óleos essenciais, no entanto, podemos continuar pedindo que você pense.

Agora, quero que você se sente e pense por um minuto. Pense na última vez em que você sentiu o cheiro de uma laranja crescendo de sua fonte natural. O que você sentiu?

O que seus sentidos, olfato, paladar, pensamentos, etc. lhe disseram? Se você gosta de laranjas, pense em uma fruta, erva ou planta natural que desperte seus sentidos.

Essas mesmas frutas são usadas para fazer vinho, licor, cerveja, cigarros, produtos derivados do tabaco, etc, o que nem sempre dá um bom olfato.

Por que, juntamente com os ingredientes naturais, os ingredientes são feitos pelo homem? Foi contaminado.

O fato é que essas plantas, frutas, flores, etc, também o fizeram, já que o homem espalha produtos químicos nocivos sobre as terras, contaminando assim nossas fontes naturais.

Ainda assim, como a vida humana, as plantas, flores, etc., são capazes de se reproduzir embora tenham sido estragadas. O corpo humano tem a capacidade de restaurar células mais velhas ou células mortas com novas células. Isso dá ao nosso corpo a capacidade de se curar naturalmente.

No entanto, se continuarmos a prejudicar o corpo, ele se deteriorará gradualmente, uma vez que as novas células não podem se reproduzir rápido o suficiente para substituir as células mortas ou mais velhas. Isso também acontece com as plantas.

Além disso, o corpo possui pontos de pressão, que com o passar dos anos nos atormentam, ou seja, somos oprimidos pela sociedade, pelas leis, pela ilegalidade, etc; nosso corpo começa a ficar pesado.

A massagem terapêutica é, em si mesma, um curador, especialmente se a pessoa tiver habilidades profissionais que possa usar para atingir esses pontos de pressão.

Por exemplo, o pé compõe os músculos do estômago, parte inferior das costas, etc. Agora, se alguém souber o que está fazendo, pode rapidamente liberar a tensão do estômago, dores na parte inferior das costas e dores adicionais sozinho, sem usar óleos essenciais de aromaterapia.

No entanto, um massagista pode combinar aromaterapia com massagem terapêutica para relaxar completamente o corpo e a mente.

Porque, simplesmente porque os aromas há anos definem o humor, as pessoas relaxadas, etc, porque é uma fonte natural.

Além disso, ainda existem pessoas no mundo que negam que fomos criados e que vivemos de fontes naturais. Enquanto eles continuam a negar esse fato, nosso tempo hoje provou que o que vivemos nas histórias, é uma escolha melhor de vida.

Ou seja, devemos confiar na natureza em vez do homem e em produtos feitos pelo homem para viver mais e mais com saúde.

Os óleos essenciais são, portanto, uma parte das fontes naturais nas quais devemos continuar a contar para relaxar o corpo e a mente. A seguir, podemos aprender mais sobre massagem terapêutica e aromaterapia.

DICA DE LEITURA

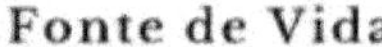

RECEITAS DE SUPLEMENTOS NATURAIS

SUCOS

Fonte de Vida

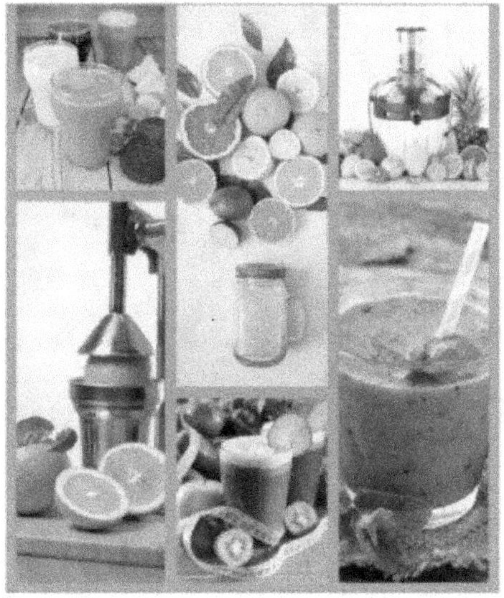

SUCOS: RECEITAS DE SUPLEMENTOS NATURAIS LINK >>> https://amzn.to/3du3qGF

41.   MASSAGEM TERAPÊUTICA

A aromaterapia começou como uma combinação de massagem e óleos essenciais, porém os óleos essenciais se separaram da massagem terapêutica e agora os óleos estão agindo como autônomos para curar o corpo e a mente?

Há cerca de 6.000 anos, os médicos egípcios recomendavam aromaterapia por meio de massagem. As práticas ajudaram a aliviar dores, sofrimentos e reduzir o estresse.

Mais tarde, a massagem e a aromaterapia também foram recomendadas como a melhor solução para garantir uma mente e um corpo mais saudáveis. A questão, então, é como os óleos essenciais autônomos podem lutar contra doenças e curar o corpo e a mente?

Os óleos essenciais são quaisquer membros dos óleos voláteis, que conferem características às plantas, como os óleos que são usados como aromatizantes e perfumes. Os óleos essenciais diferem dos óleos fixos, pois os óleos fixos são não gordurosos e não voláteis.

Então, como posso saber se os óleos essenciais funcionam como isolados em comparação com a massagem?

Podemos considerar a terapia de massagem versus óleos essenciais de aromaterapia para ver se os óleos são capazes de agir por conta própria para curar o corpo e a mente.

Em primeiro lugar, quero dizer que esta é uma boa pergunta porque a maioria das pessoas pode achar difícil acreditar que os óleos essenciais possam ser autônomos para curar o corpo e a mente.

Massagem:

A massagem terapêutica incorpora reflexologia e manipulação enquanto pressiona e esfrega o corpo. O processo é uma ação de amassar, que a massagista enfocará nos pontos de pressão.

Ou seja, um bom massagista se concentrará nos pontos de pressão. Se você atingir os pontos de pressão corretos, poderá liberar a tensão na região do estômago, na região lombar, nos ombros etc.

Se combinar óleos essenciais, criará uma atmosfera que promoverá relaxamento. Os aromas naturais definem o clima.

Óleos essenciais autônomos: os óleos essenciais funcionam como autônomos, podemos definir o clima usando aromas naturais que circulam pela atmosfera.

Os óleos essenciais são extraídos naturalmente e feitos de plantas ou seus materiais, cujas propriedades fundamentais são preservadas, por exemplo, sabores e fragrâncias.

Já que as plantas e seus materiais vêm de fontes naturais, por que não ajudaria o corpo e a mente a relaxar? Bem vamos ver. O que os óleos essenciais de aromaterapia afirmam fazer?

A agulha de abeto é um dos óleos essenciais disponíveis. Os óleos vêm de uma árvore perene, que produz folhas em forma de agulhas. As folhas se erguem de um cone feminino.

A própria árvore siberiana lembra o abeto. Agora, de acordo com os profissionais de marketing, este óleo pode ajudar na cura de sintomas de bronquite, resfriados, gripes, tosse, sinusite, artrite, reumatismo e dores musculares.

Segundo relatos, os óleos foram preservados em ingredientes naturais, como os anti-sépticos. Os anti-sépticos que conhecemos são propriedades antibacterianas, que fornecem soluções não contaminadas, limpas e puras.

Agora imagine respirar anti-sépticos de aromas de aromaterapia? Se a fonte não é contaminada, pura e limpa, por que, não dá algum tipo de efeito, como bons resultados? Isso é especialmente verdadeiro se você estiver inalando o anti-séptico do ar.

O olíbano é outro dos óleos essenciais da aromaterapia. O óleo é derivado de resina aromática. A goma e / ou resina são comumente queimadas como incenso. Também é destilado, preservado e adicionado ao perfume. Na verdade, muitas cerimônias religiosas usam esse incenso em suas reuniões.

Este perfume particular é uma solução de aromaterapia, cujas propriedades incluem anti-sépticos. Novamente, podemos respirar esta propriedade preservada no ar, o que poderia ajudar a resolver diuréticos, adstringentes, remover tônicos, etc.

Na verdade, poderia até atuar como um sedativo, pois se seus sintomas forem aliviados, por que, você não relaxa.

Eu mesmo acredito que os óleos essenciais de aromaterapia combinados com uma massagem serviriam a propósitos melhores, mas parece que os óleos essenciais funcionam sozinhos.

42.   AROMATERAPIA

A aromaterapia é um tratamento que utiliza óleos vegetais, que são extraídos das plantas para aliviar, relaxar ou curar distúrbios psicológicos, em elementos físicos, que geralmente se colocam através de massagens e inalações combinadas.

O tratamento também pode funcionar por meio de massagem e / ou inalação de óleos de aromaterapia.

A aromaterapia é usada há mais de 6.000 anos; no entanto, não foi até o início de 1900 que o nome aromaterapia veio à tona. Na verdade, os índios usavam óleos de noz-moscada para evitar programas intestinais.

Os egípcios também usavam noz-moscada para embalsamar os mortos. Além disso, a Itália usou a noz-moscada para repelir as pragas na terra.

Desde a descoberta da aromaterapia em 1900, agora, é uma das coisas mais recentes que todo mundo está considerando ou fazendo perguntas em relação a como funciona.

Como funciona?

Os óleos de aromaterapia vêm de fontes naturais, como plantas, cascas, árvores, flores, ervas, etc. Os óleos são destilados naturalmente com um processo de vapor ou prensados a frio, também conhecidos como expressões.

Os ingredientes naturais incluem antissépticos, antidepressivos naturais, propriedades antifúngicas e assim por diante. Então, o que funciona é que a pessoa que usa óleos de aromaterapia inala os aromas do ar, o que, por sua vez, produz um efeito.

Os anti-sépticos são propriedades estéreis, que incluem remédios antibacterianos. Os remédios não estão contaminados. Portanto, se você está respirando propriedades antibacterianas em seus pulmões, por que isso não lutaria contra bactérias ou fungos?

Como decidir?

Em seguida, você deseja saber como decidir qual óleo de aromaterapia é mais adequado para você. Primeiro, você considerará seu estado de saúde, mental e emocional. Se estiver sobrecarregado de estresse, você pode desfrutar de aromas aromáticos como os óleos essenciais de limão.

Os óleos têm uma propriedade de destaque, que atua na revitalização. Você também pode se beneficiar dos óleos de lima, pois suas propriedades adstringentes ajudam a clarear a pele oleosa.

Você sofre de asma ou bronquite?

Nesse caso, você pode considerar os óleos essenciais de Lantana. O óleo tem um histórico de sintomas de cura de bronquite, bem como de asma. O óleo parece ter uma solução antiviral. Lantana é um arbusto com flores coloridas.

Os arbustos são semelhantes à família Vervain, ou seja, os arbustos são nativos das famílias americanas tropicais, cujos arbustos produzem espigas perfumadas brilhantes.

As pontas são geralmente laranja, amarelo, violeta ou azul. Madagascar é a área original onde esta planta cresce.

Os óleos Litsea Cubeba podem beneficiá-lo se sofrer de doenças inflamatórias.

Os óleos têm propriedades antiinflamatórias, inseticidas e anti-sépticos.

Os óleos Litsea Cubeba ajudam a reduzir a hipertensão. Sua propriedade tônica também ajuda a impulsionar ou energizar a mente e o corpo.

Os óleos essenciais de noz-moscada são usados como especiarias que dão sabor às refeições. As especiarias aromáticas são moídas e raladas das sementes duras de noz-moscada.

As árvores perenes tropicais estão nas áreas da Índia e são amplamente cultivadas em todas as áreas tropicais.

A semente é a principal razão de crescimento, da qual noz-moscada e maçã são extraídas por um processo de destilação a vapor.

O nome latino é Myristica Fragrans. A noz-moscada é marrom claro e tem um traço acinzentado.

A noz-moscada também é usada para tratar constipação, artrite, dores musculares, reumatismo, má circulação sanguínea, náuseas, fadiga, neralgia, problemas digestivos e assim por diante.

A aromaterapia funciona bem com esse óleo, pois dizem que a noz-moscada inspira, apimenta e aquece seu humor. Os óleos irão se misturar com Clary Sage, óleos picantes, lavanda, alecrim e assim por diante.

A noz-moscada também é usada em sabonetes, loções, tratamentos para os cabelos, dentais, velas, óleos, etc.

Para saber mais, visite a Internet, onde você encontrará raiz-forte, raiz de jamarosa, baga de zimbro, folha de louro, lantana, ho-wood, kanuka, limão, semente de katrafay e assim por diante. Um dos produtos mais vendidos que você pode considerar é a bergamota.

Além disso, os óleos essenciais de aromaterapia vendem uma grande variedade de produtos, que inclui embalagens, difusores, etc.

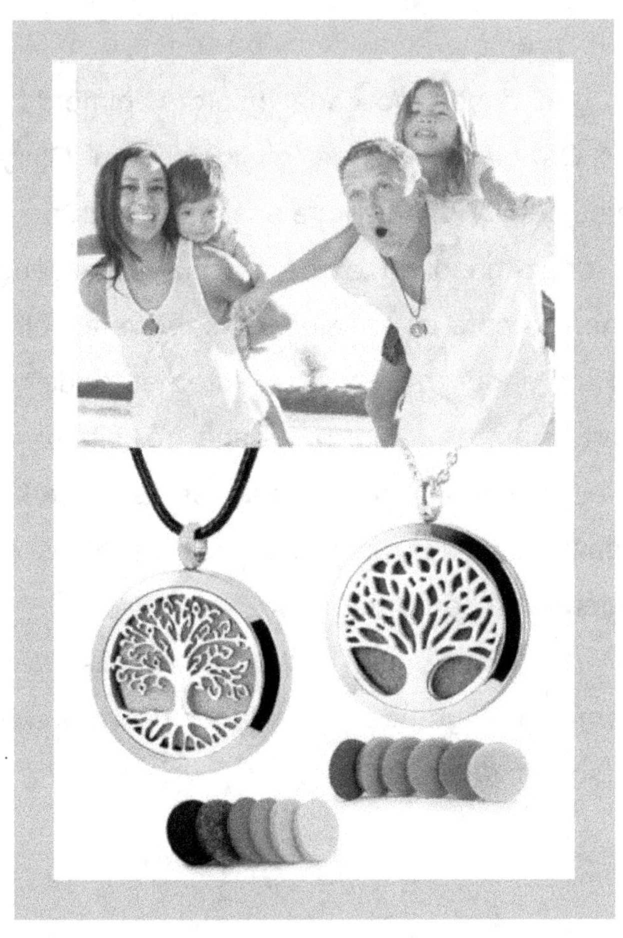

Colar Difusor Árvore da Vida Aromaterapia 100% em Aço Inóx link >>> https://amzn.to/3IKS4kk

43. PRODUTOS DE AROMATERAPIA

Os produtos de aromaterapia têm uma longa linha, mas alguns dos mais vendidos são os óleos aromáticos.

Os óleos aromáticos são comumente chamados de óleos essenciais.

Alguns dos mais vendidos na linha de óleos essenciais são limão, bergamota, lavanda 40/42, doce de laranja, árvore do chá, capim-limão, eucalipto, lavanda francesa, alecrim francês e hortelã-pimenta japonesa.

Os difusores elétricos perfumados são outro dos produtos de aromaterapia. Os difusores incluem carro scenter, recargas, difusores / lâmpadas Nebulizer aromáticos e Scent-ball.

Os aromas são inseridos em um difusor. Basta adicionar algumas gotas de óleos essenciais de aromaterapia. Os difusores se conectam à sua tomada de parede, que os cheiros irão ativar e circular assim que os difusores forem conectados.

Os difusores combinados com óleos essenciais têm como objetivo remover odores desagradáveis, como fumaça de cigarro.

Queimadores de óleo incluem as endorfinas. Os queimadores incluem uma variedade de produtos de pedra-sabão: Endorfina, OCOMBO, Chá Light, ULURU, etc., só para citar alguns. Os queimadores de óleo permitem adicionar óleos essenciais para obter o máximo dos tratamentos de aromaterapia.

Pacotes iniciais de aromaterapia também estão disponíveis. Os kits iniciais incluem embalagens grandes e pequenas.

Os pacotes vêm com baús feitos à mão em madeira, dependendo de onde você fizer a compra. Os baús podem incluir uma variedade de óleos essenciais.

Por exemplo, você pode receber 8,3 onças de óleos essenciais de amêndoa doce, bem como cedro, alecrim, bergamota, lavanda, eucalipto, manjericão, etc., bem como óleos de semente de uva, sabonetes, bombas de banho, recargas e assim por diante.

As instruções estão disponíveis com os kits iniciais para ajudá-lo a obter o máximo do seu tratamento de aromaterapia. Há livros disponíveis online que o ajudarão a entender melhor os óleos essenciais de aromaterapia e como os óleos são usados para curar o corpo e a mente.

Óleos adicionais online incluem aromas alemães / marroquinos e romanos de camomila. A camomila é uma planta aromática, que é classificada na seção de planta perene. As plantas crescem nas áreas nativas da Europa, bem como na Ásia .

O objetivo do crescimento é que as folhas delicadas produzam flores perfumadas. As flores são semelhantes às margaridas.

As flores e folhas são destiladas para a produção de chás medicinais, bem como propriedade para o chá de ervas.

A camomila alemã é usada para tratar cortes, dermatites, furúnculos, entorses, dentes com abscesso, artrite, cistite, alergias, dores de ouvido, dores de cabeça, picadas de insetos, cabelo, insônia, feridas, reumatismo, náuseas, feridas, problemas digestivos, TPM e muito mais Mais.

O óleo de aromaterapia tem propriedades que incluem antiespasmódico, antibiótico, analgésico, antiinflamatório e assim por diante.

A camomila marroquina ou marroquina (couro de pele de cabra) trata com eficácia dores de cabeça, fadiga, nervosismo, interrupção da produção intestinal, dispepsia, etc.

O óleo também funciona como um sedativo. Suas propriedades incluem agentes antialérgicos, analgésicos, antiespasmódicos, antiinflamatórios e antibacterianos.

A camomila romana é útil na cura de dores musculares e articulares. Os sintomas da TPM também são reduzidos durante o uso deste óleo.

Além disso, o óleo atua como agente redutor do estresse. Além disso, durante o início dos anos 1940, os óleos eram utilizados como desinfetantes.

Este insípido particular é um dos remédios de ervas da aromaterapia.

Os óleos essenciais Clove Bud derivados da Índia, cujos óleos são extraídos de árvores tropicais de cravo. Os sabores são doces e picantes. Os óleos de cravo-da-índia têm um cheiro forte e aromático, cujo aroma vem da família da murta sempre-viva. Molucas é a origem nativa dos óleos.

Os óleos são usados recorrentemente como um tratamento para reduzir as dores nas gengivas e nos dentes.

Clove Bud também ajuda no combate a resfriados comuns e gripes. Você pode misturar Clove Bud com alguns óleos, como laranja, rosa, limão, citronela, alecrim e assim por diante.

Os óleos adicionais incluem raiz de angélica, benjoim, estrela de anis, buchu, baía, alcatrão / doce de bétula, assafétida, arborvitae selvagem, manjericão, bergamota, laranja sanguínea e semente de groselha negra.

Você precisa de mais sugestões de aromaterapia?

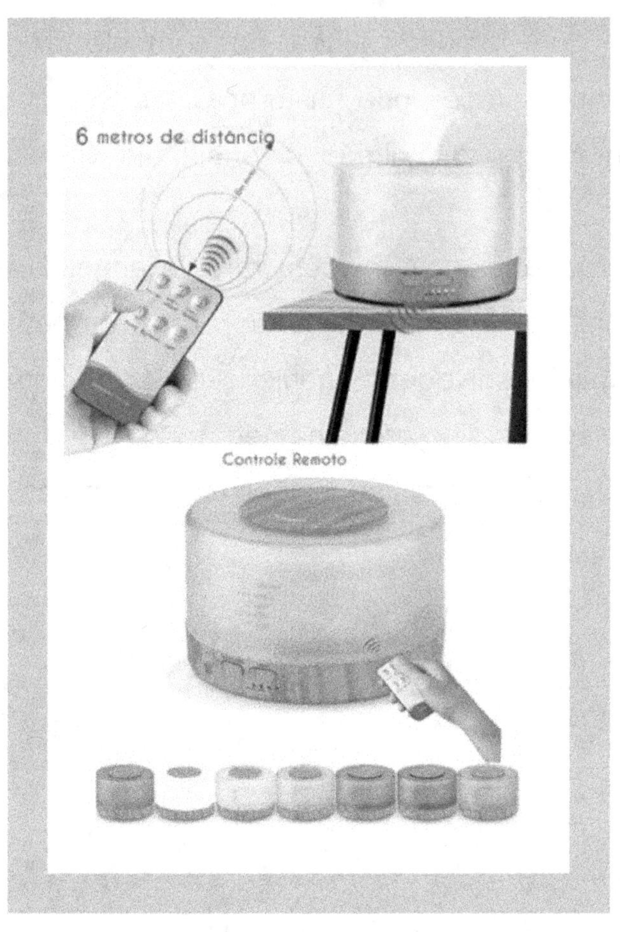

Umidificador De Ar Purificador Aroma Difusor Portátil Led   link >>>   https://amzn.to/2lu6ffj

44.   SUGESTÃO DE AROMATERAPIA

Um amplo espectro de empresas online está sugerindo óleos essenciais de aromaterapia como uma alternativa para curar o corpo e a mente.

O problema, no entanto, é que algumas dessas empresas não estão oferecendo óleos essenciais de aromaterapia de base natural. Em vez disso, poucas empresas online estão vendendo óleos fixos, que alegam ser óleos essenciais de aromaterapia.

Você quer ter certeza de que sabe o que está comprando antes de comprar óleos essenciais de aromaterapia.

Como posso saber se os óleos são legítimos?

Boa pergunta, que merece uma resposta completa. As melhores recomendações são que você verifique o histórico da empresa.

Você pode conferir com o BBB, ou então digitar o nome da empresa e as avaliações, que o levarão a links que fornecerão informações sobre a história da Empresa e os produtos que ela comercializa.

Além disso, as empresas legítimas que vendem óleos de aromaterapia não se apresentarão com manchas indisciplinadas.

Em vez disso, a empresa fornecerá informações úteis que o informarão sobre cada produto que a empresa vende.

Em outras palavras, as empresas que vendem óleos essenciais não usarão manchas para ameaçar ou forçá-lo a comprar. A empresa venderá produtos anunciando de maneira profissional.

Se você vir um slick que diz "compre agora, pois o produto está vendendo rápido". Você quer pensar, já que pode encontrar o produto garantido em qualquer lugar online ou offline. Este é um exemplo de um truque publicitário não profissional.

Ninguém deve lhe dizer que, se você não comprar pelo produto agora, não terá a chance de comprar mais tarde. Isso está longe de ser verdade. As empresas profissionais não mentirão para você e oferecerão referências que farão referência às informações profissionais fornecidas a você.

Outro truque para evitar é: "Vendemos os produtos de menor custo do mercado". O mundo tem uma ampla seleção de produtos na mesma linha, então como essa empresa pode saber se você pode comprar o produto em outro lugar por um preço mais baixo ainda?

Para dar um exemplo de informações úteis em comparação com truques de publicidade indignos, podemos considerar o seguinte:

Uma empresa legítima fornecerá a base botânica do produto, procedimento de extração, descrição, cor, aroma, aroma, propósito comum, consistência, etc. Você também lerá a história, etc., relacionada ao produto.

Agora, o método de extração deve ler prensa fria, destilado a vapor ou expressões sobre óleos essenciais. Se o método extraído não lê um ou outro, então não é óleos essenciais.

Cedarwood Atlas é um dos óleos essenciais da aromaterapia. Você deve ver informações que listam a aromaterapia. Cedarwood Atlas vem de plantas da América , em vez de madeira.

O processo é conduzido sob destilação a vapor. Este é, na verdade, um dos óleos essenciais da aromaterapia. O óleo é comumente usado para tratar uma variedade de sintomas, incluindo dermatite, acne, caspa, tosse, bronquite e assim por diante. O óleo é utilizado para levantar o ânimo, tonificar a pele e confortar a alma.

O tipo de madeira vem do cedro, cujas árvores produzem óleos essenciais de aromaterapia, do qual o cedro é membro da família do zimbro. Observe a família do zimbro, já que os óleos de zimbro também são essenciais para a aromaterapia.

Para lhe dar uma idéia do que pesquisar, listarei alguns itens de óleo essencial que são óleos legítimos baseados em aromaterapia.

Os óleos essenciais incluem: absinto, louro, bluegrass africano, manjericão, ajowan, estrela de anis, anethi, arbusto de hortelã de bálsamo australiano, raiz de angélica, assa-fétida, bétula doce / alcatrão, armoise Mugwort, benjoim, laranja, bergamota / bergaptene livre, folha de betel e assim por diante.

Em resumo, os óleos são nomeados em homenagem às verdadeiras plantas, flores, cascas, caules, arbustos, etc., nos quais os óleos foram extraídos e atuam no alívio do estresse.

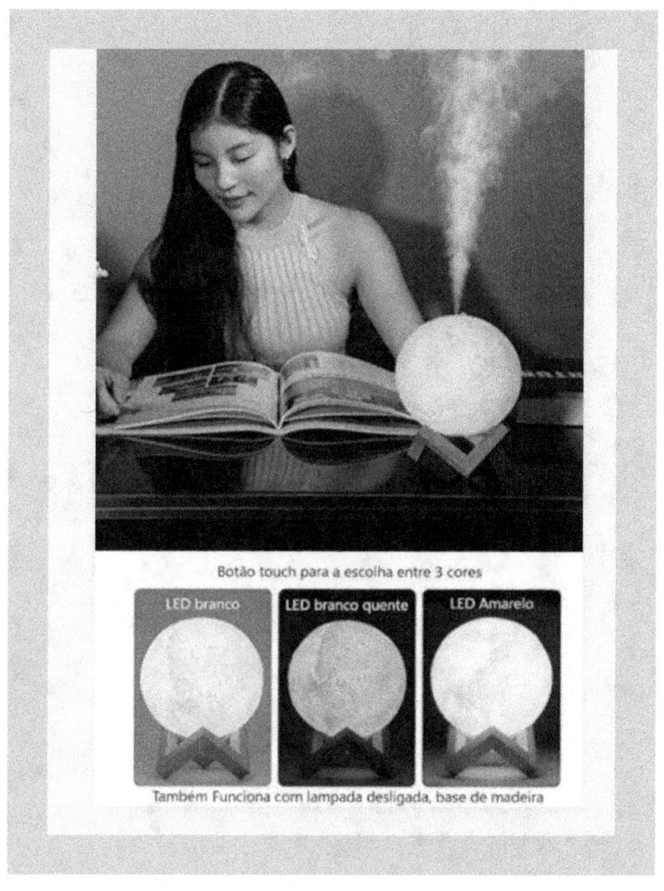

Umidificador de ar ultrassônico, difusor de aromas e luminária de mesa 880ml Lua USB e LED 3 cores

Link >>> https://amzn.to/3dwAL3M

45.   ALIVIADORES DE ESTRESSE

A aromaterapia é uma solução para o alívio do estresse, recomendada em todo o mundo. Os óleos ao longo dos séculos foram usados e comprovadamente eficazes. Alguns dos óleos favoritos da aromaterapia incluem Cedarwood Atlas.

O óleo de acordo com os examinadores é um ótimo produto. Os óleos são óleos de aromaterapia de alta qualidade.

O petróleo é acessível, mas existem riscos. Se estiver grávida, é recomendado que você não use este óleo, pois pode causar um aborto.

Os óleos Cedarwood Atlas são comparáveis a outros óleos, como os produtos de aromaterapia do Himalaia. Os óleos são usados para aliviar acne, bronquite, ansiedade, esquecimento, catarro, caspa, pele oleosa, eczema, cistite, celulite, queda de cabelo, doenças de pele, úlceras, reumatismo, estresse e assim por diante.

O óleo também aumenta sua confiança. Você pode encontrar Cedarwood Atlas na linha de aromaterapia, como Óleos Libanol, Cedro Africano, Cedro Marroquino / Marroquino, Cedro Atlas e assim por diante.

Clementine é outra das soluções de aromaterapia, que tem um perfume fresco e revigorante. Os aromas ajudam a levantar o ânimo, além de ajudar a aliviar a insônia. A clementina é uma diminuta laranjeira cítrica, que se cruza entre a laranja de Sevilha e a tangerina.

A casca de canela tem um aroma mais forte do que seus óleos irmãos, conhecidos como essenciais da folha de canela. O óleo é recomendado para diluir com óleos carreadores, etc, que o óleo ajudará a combater a anorexia.

Além disso, os óleos da casca da canela possuem antifúngicos, que ajudam a combater as bactérias. A batalha contra as bactérias, por sua vez, ajuda a combater resfriados, gripes, calafrios e doenças relacionadas.

A canela também é boa para desacelerar as contrações, medo, TPM, infecções e sintomas relacionados. Além disso, os óleos podem curar picadas de abelha, reduzir o estresse, aliviar guerras, reumatismo e assim por diante.

Os óleos são oferecidos online e a um preço competitivo.

Óleos franceses de cipreste, de acordo com aqueles que experimentaram os óleos, afirmam que os remédios aliviam os sintomas decorrentes da menopausa.

Cypress é uma solução de aromaterapia de alta qualidade, que auxilia na cura da celulite, tensão, asma, má circulação sanguínea, estresse, pele oleosa, asma, varizes, hemorróidas, cãibras musculares, tosse, pele seca, nervosismo e assim por diante. Esta mistura de partículas é altamente recomendada em relação à variedade de óleos essenciais de canela oferecidos.

Os óleos essenciais de conhaque não são muito recomendados, ou seja, o óleo não é eficaz na aromaterapia. No entanto, de acordo com análises, o óleo é mais adequado para ser usado como perfume.

Na verdade, outra revisão afirma que o óleo o fez se sentir alto. O conhaque é usado em licores, como conhaque e tabaco. O conhaque, quando na forma de licor, é condensado a partir de uvas brancas.

O conhaque é encontrado nas áreas ocidentais da França , de onde também se originou.

Um dos óleos altamente recomendados na aromaterapia é o Benjoim. O benjoim é um óleo destilado à base de resina. Diz-se que o óleo proporciona conforto.

O óleo também é conhecido por aquecer o coração e ajudar a criar um clima de alegria. O benjoim ajuda a aliviar tosse, má circulação, pulmões congestionados, ansiedade, asma, calafrios, irritação da pele, bronquite, problemas nas gengivas, cortes, gotículas, gripe, cólica, reumatismo e ajuda a aliviar o estresse.

Diz-se que os óleos essenciais do café têm um cheiro melhor do que os cafés acabados de fazer.

O óleo é rico em sabor e proporciona um bom remédio para o banho. Diz-se que o óleo esfolia a pele, além de melhorar a consciência. O café é uma solução de aromaterapia altamente recomendada.

Os óleos essenciais Clary Sage são outro dos óleos de alta qualidade disponíveis. O óleo altamente recomendado, já que seu aroma quase inebriante te deixa em êxtase.

Assim como os aromas herbáceos, os sabores doce e de nozes ajudam a equilibrar e acalmar mulheres que sofrem de TPM (síndrome pré-menstrual) e sintomas relacionados.

Se você tem emoções confusas em relação à aromaterapia, continue lendo.

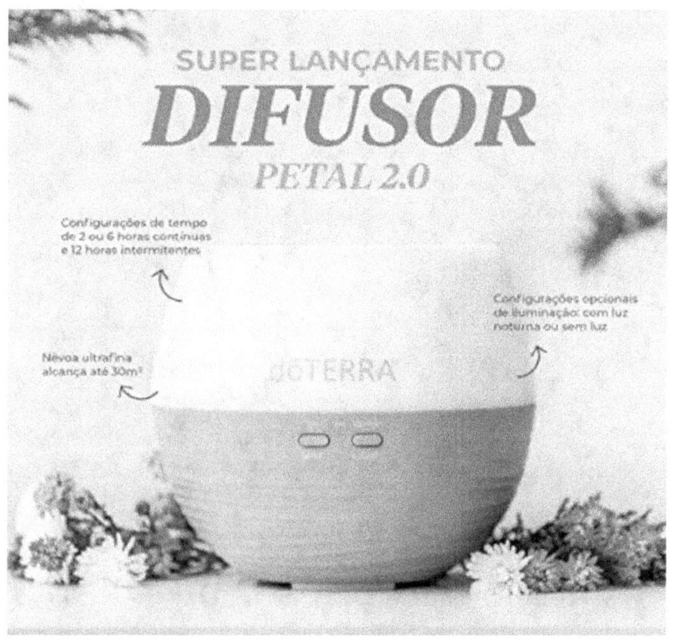

Difusor Petal 2.0 doTERRA

Link >>> https://amzn.to/33Z5F1q

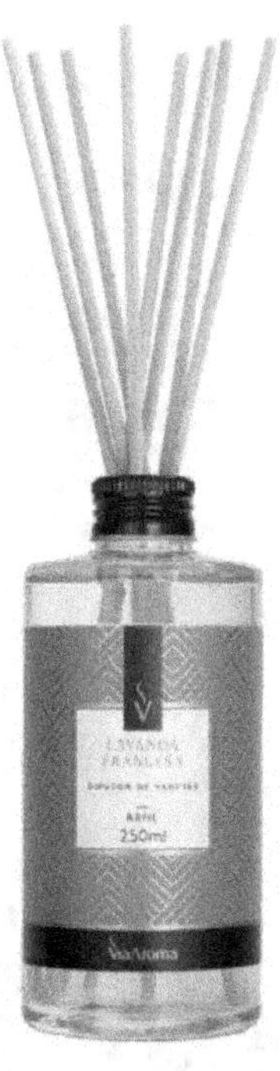

REFIL PARA DIFUSOR DE VARETAS 250ML - LAVANDA FRANCESA

Link >> https://amzn.to/3du6enb

46.   EMOÇÕES MISTAS E AROMATERAPIA

Algumas pessoas têm emoções confusas sobre aromaterapia e como ela funciona. Na verdade, as pessoas questionarão se a terapia realmente curará o corpo e a mente.

Embora não haja como saber com certeza a menos que você experimente os óleos em primeira mão, no entanto, muitos testes de laboratório, análises, etc., foram publicados indicando que a aromaterapia pode funcionar.

No entanto, a aromaterapia é uma solução de massagem, que combina óleos essenciais. Os óleos são extraídos por meio de processos de destilação a vapor, expressões, às vezes chamados de prensagem a frio, e assim por diante.

Além disso, os óleos vêm de plantas, frutas, cascas, folhas, etc., e muitos possuem propriedades que são aplicadas em medicamentos.

A aromaterapia quando usada com óleos essenciais pode funcionar, já que o cheiro dos óleos circulando no ar deixa espaço para relaxamento.

A massagem, entretanto, fará a maior diferença, especialmente se o massagista souber o que está fazendo. Ainda assim, os óleos essenciais de aromaterapia podem aliviar o corpo e a mente de certas doenças, bem como reduzir o estresse.

Desde então, os óleos essenciais vêm de recursos naturais que incluem propriedades como propriedades antibacterianas, antifúngicas, anti-sépticas, antibióticos, etc., portanto, os óleos têm a capacidade de, pelo menos, aliviar uma variedade de doenças, em vez dos sintomas decorrentes das doenças.

Quando você inala antissépticos e antibióticos, sabe que eles têm a capacidade de ajudá-lo a sentir alívio de uma variedade de sintomas.

Os antibióticos são agentes que se movem para eliminar bactérias, cuja substância é capaz de matar e / ou inativar o crescimento bacteriano no corpo. Isso inclui fungos, que são fabricados sinteticamente.

Os óleos com esses agentes não podiam fazer nada mais do que ajudar a prevenir resfriados, gripes, bronquite, pneumonia e sintomas relacionados.

No entanto, muitos antibióticos não são saudáveis. Portanto, você deve ler as instruções com atenção e segui-las de perto ao usar óleos essenciais de aromaterapia que incluem antibióticos.

Os anti-sépticos não são contaminados, o que significa que a fonte é limpa e pura.

Clove Bud é um dos óleos essenciais da aromaterapia. O óleo funciona bem para curar dores de dente; também você pode usar o óleo na cozinha.

Clove Bud é uma escolha de aromaterapia altamente recomendada. Os aromas produzem um efeito picante, quente, doce e frutado. Você pode misturar os óleos com rosa, Ylang-Ylang, bergamota, óleos à base de cítricos, sálvia, etc.

Os óleos são usados para aliviar os sintomas da artrite, fadiga, dores musculares / entorses, reumatismo, hematomas, cortes, asma e bronquite.

Os óleos de Clove Bud incluem Stern, Leaf e Bud. Bud é um dos óleos de escolha mais recomendados. Você também pode usar o Clove Bud para curar pés de atletismo, acne, náuseas, dores de dente, cólicas, úlceras, infecções leves, etc; da mesma forma, você pode usar o óleo como repelente para afastar os mosquitos. Clove Bud é às vezes encontrado sob Eugenia CARYOPHYLLUS e nomes relacionados.

Os óleos essenciais da baía vêm das regiões ocidentais da Índia . O óleo é ótimo para o tratamento do couro cabeludo e do cabelo. Na verdade, esse óleo é misturado com uma variedade de produtos para o cabelo e a pele.

O óleo ajudará a estimular a má circulação, reduzir os sintomas de reumatismo, estimular o crescimento do cabelo, aliviar os sintomas de infecções, combater resfriados, etc. Você também pode usar os óleos para aliviar os sintomas de neuralgia e dores e dores. Os óleos de baía também ajudam a reduzir a dor proveniente de tensões e entorses.

Diz-se que a camomila alemã é um dos óleos sem os quais a aromaterapia não pode viver. A camomila tem uma solução antiinflamatória, que afasta inflamações nas articulações, pele, etc., e alivia os sintomas de artrite.

Além disso, o óleo ajuda a combater acne, furúnculos, alergias, queimaduras, cortes, dores de cabeça, furúnculos, insônia, irritação da pele, queimaduras solares, pele seca, eczema, picadas de insetos, sintomas da menopausa e assim por diante.

Como você pode ver, os óleos essenciais de aromaterapia têm propriedades úteis, o que deve esclarecer qualquer emoção confusa que você possa ter.

Os óleos terapêuticos podem ajudar de várias maneiras.

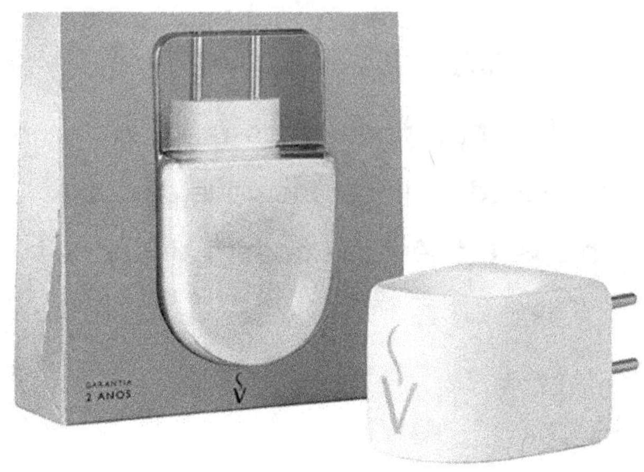

Aromatizador De Ambiente Elétrico Aromaterapia

Link >> https://amzn.to/2Isle9C

47.   REMÉDIOS TERAPÊUTICOS

A aromaterapia é um remédio terapêutico que tem ajudado milhões de pessoas ao longo dos anos. A aromaterapia tem uma variedade de propriedades úteis, que incluem antibióticos, antissépticos, agentes antiinflamatórios, agentes antifúngicos e assim por diante.

Você pode encontrar uma grande variedade de óleos essenciais e itens relacionados à aromaterapia online. Os óleos também são vendidos nas lojas. Os óleos essenciais são criados como sabonetes, potpourri, perfumes, colônias, produtos de higiene, óleos e assim por diante.

Os óleos estão disponíveis em embalagens, difusores, etc. Você pode encontrar produtos de baixo custo online. Os óleos essenciais são caros, pois dizem que curam o corpo e a mente.

A aromaterapia às vezes inclui massagem e óleos essenciais combinados. Os óleos essenciais auxiliam na massagem terapêutica, ajudando as emoções e o corpo a se sentirem relaxados.

No entanto, o massagista normalmente usa óleos carreadores no procedimento de massagem. Os óleos são extraídos de ervas e óleos essenciais. Os óleos incluem semente de uva, amêndoa doce e girassol.

Os óleos devem ser compostos de ingredientes naturais e não devem conter aditivos. A maioria dos terapeutas que usam tratamentos de aromaterapia aplica os óleos carreadores na pele e os usa nas dosagens apropriadas.

Os óleos ajudam a refrescar a pele.

A aromaterapia também é adicionada a sabonetes de banho, produtos para os cabelos, cuidados com a pele, loções, colônias, perfumes, etc. Os ingredientes naturais ajudam a reparar cabelos danificados, pele e assim por diante.

Os óleos são usados como incensos, velas, difusores e assim por diante. Ao todo, são mais de 50 tipos de óleos essenciais.

Os óleos incluem óleos de lavanda, absinto, manjericão, louro, Buchu, raiz de cálamo, cominho, cássia, arbusto de hortelã-bálsamo australiano, árvore do chá, bergamota, citral, semente fria, óleos de canela e assim por diante.

Um dos óleos menos recomendados é Cassia. O óleo, porém, de acordo com as pessoas que experimentaram os óleos, diz que se mistura com outros óleos essenciais, que tem um cheiro melhor do que os óleos de casca de canela.

Diz-se que os óleos, se misturados com remédios contra a combustão e diluídos adequadamente, ajudam a eliminar os germes.

Além disso, o óleo pode reduzir o acúmulo de muco. Cassia é o óleo botânico latino Cinnamomum Cassia, cujos óleos são extraídos por destilação a vapor das folhas das plantas de Cassia. As plantas de cássia vêm do Vietnã .

Os óleos de cássia costumam ser usados para curar flatulência, náuseas e reduzir a pressão alta. Os óleos também são úteis no tratamento da diarreia, pois novas descobertas mostram que Cássia pode funcionar como um sedativo.

Os óleos de sementes frias são credenciados por usuários de aromaterapia, pois dizem que os óleos têm agentes antiinflamatórios, bem como propriedades analgésicas.

O analgésico é um analgésico que ajuda a reduzir o inchaço, as dores e as dores associadas a condições inflamatórias. Você pode usar os óleos Chilly Seed isoladamente, ou seja, o óleo funciona bem sozinho.

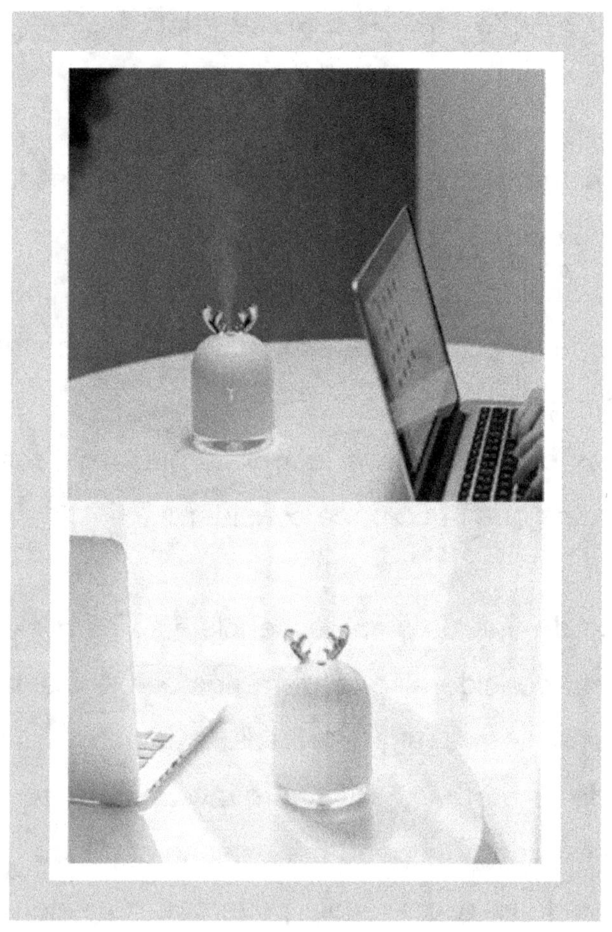

Iluminação ambiente com 7 cores permitindo também ser usado como abajur. O difusor auxilia em aromaterapia e cromoterapia, proporcionando uma agradável sensação de bem estar e relaxamento. Link >> https://amzn.to/3IKUSOo

48.   COMO FAÇO PARA ESCOLHER?

Ao escolher óleos de aromaterapia, descobri que encontrar os óleos que atendam às suas necessidades é uma ideia. Por exemplo, se você tem um problema nervoso, a melhor solução é encontrar óleos essenciais que ajudem a descansar a mente e o corpo.

Os óleos com sedativos, como os óleos de cássia, são um dos produtos que você pode considerar.

A noção de que os óleos essenciais só curam o corpo e a mente o fará considerar a maioria dos óleos essenciais. No entanto, observei que alguns óleos ajudam a aliviar uma variedade de sintomas, que provavelmente você pode resolver comprando uma pequena seleção de óleos.

 Para ajudá-lo a começar, podemos considerar alguns dos óleos aprovados.

Alguns dos óleos aprovados por especialistas incluem Ylang-Ylang, Bergamota, Tomilho, Cajeput, Tea Tree, Citronela, Rosemary Span, Clove Bud, Peppermint, Eucalyptus Australian / Lemon / Red, Geranium, Juniper Berry, Orange Sweet, Lavender e Lemongrass.

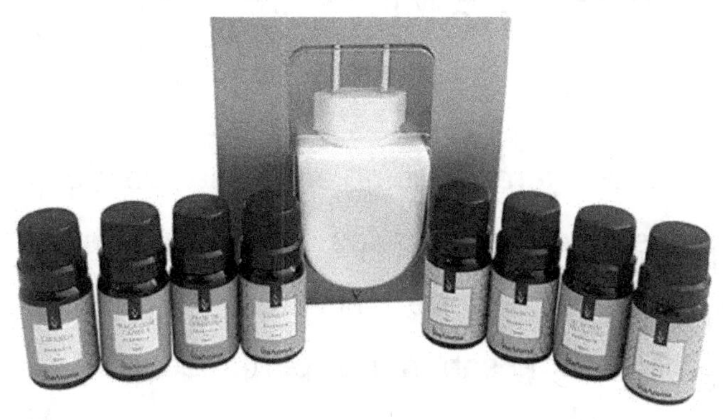

Kit 8 Essências Via Aroma E Aromatizador Elétrico Porcelana link >> https://amzn.to/317knS7

49. VARIEDADE MISTA DE AROMATERAPIA

A aromaterapia usa óleos essenciais como solução para curar. Os óleos perfumados funcionam circulando no ar. Caso contrário, você pode misturar os óleos com remédios adicionais, como sabonetes, perfumes, etc.

Os óleos essenciais provenientes de recursos naturais, que a planta, árvore, casca, flores, etc, podem ter propriedades, incluindo propriedades antibacterianas, antifúngicas, anti-sépticas , antibióticos. As propriedades atuam no combate a uma variedade de doenças, como artrite, bronquite, etc.

Os óleos são inalados ou usados em massagens terapêuticas, mas de qualquer forma os óleos funcionam para relaxar a mente e o corpo.

Como os óleos essenciais incluem antibióticos, sabemos que os anticorpos são usados para combater bactérias, o que significa que os óleos têm de funcionar. Os anticorpos são usados na medicina para matar ou inativar o crescimento bacteriano, incluindo a disseminação de fungos no corpo.

Poucos óleos online incluem os óleos certificados. Os óleos são aprovados e aceitos como remédio para aliviar o corpo e a mente de uma variedade de sintomas.

Óleo essencial, Ylang-Ylang é um desses óleos.

Os óleos são aprovados pelo BFAOS, que é uma organização baseada em padrões orgânicos. O Ylang-Ylang é destilado das flores. As plantas são originárias da França e crescem cerca de 18 metros de altura.

As plantas produzem flores de enormes árvores tropicais, cujas flores são amarelas, malva e / ou rosa. As flores aromáticas produzem um óleo amarelo claro ou dourado. Ylang-Ylang é comumente usado para baixar a pressão arterial.

Além disso, o óleo ajuda a desacelerar a respiração indesejada. Ylang-Ylang também funciona promovendo batimentos cardíacos consistentes. Você pode usar este óleo para diminuir os sintomas relacionados ao estresse, como tensão nervosa.

Os óleos vêm em sabores médios, que se misturam com uma variedade de óleos essenciais de aromaterapia, incluindo grapefruit, sândalo, bergamota, pau-rosa, óleos de lavanda e assim por diante. Ylang-Ylang é um dos óleos de cheiro exótico, que produz aromas florais.

O aroma é doce ao cheiro. Os óleos Ylang-Ylang são usados na Índia , Europa , etc. Os óleos têm efeitos colaterais se usados em excesso. Os efeitos incluem dor de estômago, dores de cabeça, etc. Portanto, siga as instruções disponíveis e use o óleo adequadamente.

O tomilho está na mesma lista dos óleos de Ylang-Ylang. Ou seja, os óleos são aprovados e aceitos. Os óleos de tomilho vêm de ervas e são óleos orgânicos.

Os óleos vêm da Hungria e são semelhantes ao alecrim, manjericão, salsa e sálvia. Os óleos de tomilho são comumente usados por suas propriedades, antisséptico, antitóxico, bactericida, antimicrobiano, antifúngico, inseticida, antiespasmódico e assim por diante. Os óleos aliviam desconfortos respiratórios, problemas digestivos e circulatórios e estimulam o sistema imunológico.

O tomilho combina com alecrim, bergamota, pinho, toranja, lavanda, limão e assim por diante. Os óleos de tomilho eram freqüentemente usados na história grega, romana e egípcia.

Alguns outros óleos essenciais aprovados compreendem Bergamota, (Top Seller) Tomilho, Cajeput, Tea Tree, (Top

Seller) citronela, Rosemary Span, Clove Bud, Peppermint, Eucalyptus Australian / Lemon / vermelho, gerânio, Juniper Berry , Laranja Doce, Lavanda e Lemongrass. Hortelã-pimenta, eucalipto, doce de laranja são outros óleos essenciais disponíveis.

Além dos óleos essenciais ao longo da linha de aromaterapia você também encontra sabonetes, perfumes, velas, etc.

Os sabonetes incluem os sabonetes orgânicos, claros e os sabonetes de manteiga de banho, etc. Os sabonetes também são recomendados, pois os sabonetes funcionam como uma ótima solução para a pele.

Óleos essenciais de aromaterapia também têm uma bela linha de cosméticos. Os cosméticos incluem base de xampu, base de manteiga / leite / sabonete líquido, banho de espuma, condicionadores, sabonete líquido, gel de banho, refinadores e condicionadores faciais, protetores labiais, hidratantes, gel de massagem, óleos cremosos de massagem, sabonete líquido, loções, esfoliantes faciais e assim por diante.

Em conclusão, os óleos de aromaterapia são óleos voláteis, que auxiliam na cura do corpo e da mente. Se você sofre de estresse, doenças, etc, pode dar uma chance aos óleos essenciais de aromaterapia.

CONCLUSÃO:

A aromaterapia incorpora óleos essenciais para fornecer uma solução terapêutica.

As soluções têm sido usadas ao longo dos anos por egípcios, russos, Espanha , Brasil , Europa, canadenses, franceses, Alemanha , Índia , etc.

Cada um dos óleos tem seu propósito de curar o corpo e a mente.

Antes de usar os óleos, certifique-se de ler todas as instruções disponíveis antes de usar.

Em conclusão, aprenda sobre os produtos que você está considerando antes de comprar para ter certeza de que está obtendo os óleos naturais.

SOBRE O AUTOR;

Alexsandro Fernandes de Oliveira: Escritor, fotógrafo e Pós-Graduação em Administração e Relações Humanos. Tem certificações em Psicologia e Nutrição.

Nasceu em Porto Alegre em meio aos campos sulinos dos Pampas Gaúchos. Mudou-se para Florianópolis SC, região de tradicional cultivo de plantas aromáticas e destilação de óleos essenciais onde iniciou seu trabalho de Escritor.

Atuante na área há mais de 20 anos, ao longo de sua carreira, fundou as empresas www.LivroSobreSaude.com.br e www.LivroSobreCaes.com.br , foi cofundador do curso de capacitações em Aromaterapia.

Empresário e Proprietário do centro de treinando terapêuticos.